DI Johann Haslmayr

Jede KRANKHEIT ist heilbar

... auch KREBS

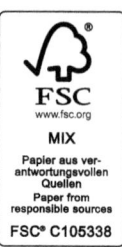

© 2016 DI Johann Haslmayr

Herstellung und Verlag:
BoD – Books on Demand, Norderstedt
ISBN 978-3-7392-2945-4

Printed in Germany

Bibliografische Information der Deutschen Nationalbibliothek:
Die Deutsche Nationalbibliothek verzeichnet diese Publikation in der
Deutschen Nationalbibliografie; detaillierte bibliografische Daten sind
im Internet über http://dnb.dnb.de abrufbar.

Inhaltsverzeichnis

Einleitung	5
Warum es Krankheit gibt	12
Heilungsmethoden für Körper, Seele und Geist	15
5 Säulen der Gesundheit	16
Heilung auf körperlicher Ebene	20
Verschlackungsstufen	22
Zivilisationskrankheiten	23
Körperliche Heilung	23
Gesunde Ernährung	26
Effektive natürliche Krebsheilmittel	29
Heilung auf seelischer Ebene	34
Heilung auf geistiger Ebene	37
Das Fundament für Heilung	40
Mensch wer bist Du	40
Körper 42 Seele 43 Geist	45
Unterscheidung der Geister	49
Naturwissenschaft	50
Der neu geborene Geist 54 Das Herz	58
Werksgerechtigkeit versus Glaubensgerechtigkeit	64
Wenn körperliche Heilung noch nicht eintritt	66
Das Leben	71
Bios 72 Psyche 72 Zoe	73
Was ist der Sinn des Lebens	77
Geistige Welt	79
Geist 81 Geister	82
2 verschiedene geistige Systeme 83 -Mächte u. Kräfte	83
2 Stimmen 86 -Menschenrassen 86 -geistige Reiche	87
Spirituell ist nicht automatisch gut	88
Glaube, der in der Liebe wirksam wird	92
Liebe	95
Erlösung und Heilung	99
Wunderheilungen	102

Einleitung

Einleitend möchte ich erklären, warum ich mich als Maschinenbauer gedrängt fühle, dieses Buch zu schreiben.
Ich habe einige Menschen gekannt, die nach der Krebsdiagnose ganz fest der Schulmedizin vertraut haben und elendiglich zugrunde gegangen sind. Ich habe auch einige erlebt, die an alternative Methoden geglaubt haben, Scharlatanen viel Geld gezahlt haben und auch schnell gestorben sind. Wobei der mächtigste Arzt im Universum sagt: „Umsonst habt ihr empfangen, umsonst sollt ihr geben."
Ich kenne aber auch einige Menschen, die nach der schlimmsten Diagnose ihr Schicksal selber in die Hand genommen haben, ihr Leben radikal veränderten, sich selber annehmen und lieben lernten und gebetet haben und für sich beten haben lassen. Diese Menschen sind jetzt gesund und genießen ein besseres Leben als vor ihrer Krebserkrankung.

Ich kann und will keine falschen Heilsversprechungen abgeben, denn Voraussetzung für Heilung ist die Bereitschaft für Veränderung. Aber was den Unterschied zwischen Leben und Tod ausmacht, möchte ich klar und für jeden verständlich darlegen.

Die Niederlagen

Auch das Schicksal meiner nächsten Angehörigen bewegt mich, meine Erfahrungen weiterzugeben.
Meine Großmutter ist 1968 an Magenkrebs gestorben. Wahrscheinliche Ursache: der schwarz gesechte Bauernspeck und das schwere Schicksal, das diese liebenswürdige Frau zu tragen hatte. Im 1. Weltkrieg hat sie ihren ersten Mann verloren. Nach kurzer schlechter Ehe starb ihr zweiter Mann an Lungen-TBC. Und im 2. Weltkrieg hat sie drei Söhne verloren.

Bei meinem Vater wurde 1979 nach Bewegungsausfällen ein Gehirntumor festgestellt. Der Arzt drängte auf eine sofortige Operation. Auf die Bemerkung meines Vaters, er wolle vorerst noch Urlaub machen, erwiderte der Arzt: „Wenn sie dann noch leben."
Es wäre eine risikoreiche Operation durch das Bewegungszentrum hindurch erforderlich gewesen. Daher überredete ich meinen Vater auf Revers das Krankenhaus zu verlassen und Alternativen zu versuchen. Verärgert verlangte der Arzt auch von mir eine Unterschrift und sagte mir wörtlich: „Auf Knien werden sie uns Hände ringend um eine Operation bitten. Der Tumor wird ihren Vater erdrücken. Er wird einen schreienden Tod nehmen". Mit dieser Aussicht gingen wir nach Hause. Ich erzählte meinem Vater aber nie von dieser Aussage des Arztes.
Wir stellten die Ernährung auf vegetarische Vollwertkost um und mein Vater lebte noch ein Jahr gut **ohne Schmerzen**. In dieser Zeit kamen wir auch mit einigen Scharlatanen der Alternativszene in Kontakt.

Nach einem Jahr wollte mein Vater wissen, ob sich der Tumor rückentwickelt hätte. Bei dieser Kontrolluntersuchung ist er im Krankenhaus gestorben, weil er das Kontrastmittel nicht vertragen hatte. Die Obduktion ergab einen Krebs an der Nebenniere und Metastasen im Gehirn.

Nur die Ernährungsumstellung alleine hatte trotz des tödlichen Ausgangs großartiges bewirkt. Leider wusste ich damals nichts über Seele und Geist und der Wirkung des Glaubens.

Meine Mutter ist 1995 an Krebs gestorben. Ein Lungenröntgen zeigte einen kleinen Schatten. Die Ärzte erklärten: „Das wäre leicht operierbar." Trotz meiner Einwände gegen die Operation unterzog sich meine Mutter diesem Eingriff. Nach der Operation erholte sie sich sehr schnell und wir dachten, alles sei wunderbar gelaufen.
Nur durch persönliche Nachfrage beim Chirurgen erfuhr ich, dass er kein Gewebe entfernen konnte, weil der Krebs schon alles überwucherte. Er hat nur aufgemacht (ein Schnitt quer über den ganzen Rücken) und sofort wieder zugenäht. Auch das erzählte ich natürlich meiner Mutter nicht.
Zur Wundbehandlung wohnte sie kurze Zeit in unsrem Haushalt und wir konnten sie im Glauben stärken, mit ihr beten und Zuversicht ge-

ben. Danach konnte sie wieder selbständig mit guter Lebensqualität in ihrer eigenen Wohnung leben.
Nach der dritten halbjährlichen Kontrolluntersuchung entdeckten die Ärzte Metastasen im Gehirn. Der Tumor im Gehirn wurde bestrahlt und meine Mutter verfiel innerhalb weniger Tage.
Im Spital erklärte mir der Arzt, der Befund sei nicht schlecht, meine Mutter ließe sich nur so fallen. Darauf nahm ich sie zu mir ins Haus, wo sie am nächsten Tag starb.

Meine Mutter ist innerhalb von wenigen Tagen heimgegangen und es hat sich trotz der schweren Krankheit erfüllt, was sie immer erklärte: „Ich werde kein Pflegefall."
Bei der Totenbeschau meinte der Arzt, er hätte noch nie einen Krebspatienten gesehen, der nach so langer Krankheit bei solcher Leibesfülle und nicht ausgezehrt sei.

Obwohl meine Mutter eine große Zweiflerin war und sie nur die gute Hausmannskost überzeugte, nahm diese schreckliche Krankheit einen harmlosen Verlauf. Ausnahme war nur die sinnlose Operation. Meine Mutter konnte ohne Medikament, ohne Atemnot und ohne Schmerzen leben; für mich ein Zeichen, dass auch das Gebet hilft.

Der Sieg

Schon im Alten Testament hat uns Gott prophetisch körperliche Heilung durch den „Heiland" versprochen.
Jes 53.5 Doch er wurde durchbohrt wegen unserer Verbrechen, wegen unserer Sünden zermalmt. Zu unserem Heil lag die Strafe auf ihm, durch seine Wunden sind wir geheilt.
Paulus bekommt auf seine Beschwerde an Gott wegen seiner körperlichen Anfeindungen die Antwort:
2.Kor 12.9 Er aber antwortete mir: Meine Gnade genügt dir; denn sie erweist ihre Kraft in der Schwachheit.
Wobei biblische Gnade das Wirken Gottes in unserem Leben bedeutet.
Jesus belehrt seine Jünger über die Ursache von Blindheit oder Krankheit mit den Worten:

Joh 9.3 Jesus antwortete: Weder er noch seine Eltern haben gesündigt, sondern das Wirken Gottes soll an ihm offenbar werden. **4** Wir müssen, solange es Tag ist, die Werke dessen vollbringen, der mich gesandt hat;

Der Teufel schläft nicht. Gott hat uns nicht versprochen, dass es in dieser Welt keine Anfeindungen mehr geben würde, aber die Frohe Botschaft lautet: Wir können jede Herausforderung des Lebens siegreich bestehen.
2008 bekam meine Frau den Befund: malignes Melanom Clark Level IV. Gott sei Dank waren zu der Zeit unser Glaube, unser Bewusstsein und unser Lebensstil bereits so stark entwickelt, dass wir uns von der Schulmedizin lossagen konnten. Wir ließen uns vom Arzt nicht einschüchtern. Seine Aussage, unser Vorhaben sei ein ärztlicher Kunstfehler, für den er Verantwortung trage, beeindruckte uns nicht.
Auch die Behandlungsmethode eines alternativen Arztes lehnten wir ab, weil wir kein Krankheitsbewusstsein, sondern ein Gesundheitsbewusstsein entwickeln wollten. Auch dieser Arzt pochte auf die Verantwortung für den Patienten.
Leider werden diese zwei Ärzte, jetzt, nach fast elf Jahren von der positiven Entwicklung der Krankheitsgeschichte meiner Frau nichts erfahren.
Zur Klarstellung: Ich meine positiv nicht im Sinne der Ärzte, sondern im Sinne des Patienten. Denn in der Schulmedizin bedeutet ein positiver Befund Negatives, also Krankheit für den Patienten, aber positive Umsatzsteigerung für das Gesundheitssystem.

Ich könnte noch mehrere solche Geschichten erzählen.

Unheilbar - von einem Arzt als Autoritätsperson ausgesprochen - ist die größte Katastrophe. Diagnose und Schmerzen bestärken dann den Glauben an die negativen Aussagen des Arztes. Endgültig verloren ist der Kampf gegen die Krankheit, wenn wir selber das „Unheilbar" nachsprechen. Die meisten Menschen sterben dann aus lauter Angst vor dem Krebs.
Je schwerer die Krankheit, umso weniger werden geheilt, ist auch Realität. Leider wissen nur die wenigsten Menschen, dass unsere Gedan-

ken und unser Geist die Realität formt und nicht umgekehrt. Was ich mir im Geist mit meinem Herzen vorstellen kann, wird geschehen.
„Dein Glaube hat dir geholfen" ist ein häufiger Ausspruch des „Heilands", wie Jesus Christus in alten Büchern genannt wird.
Daher werden von schweren Krankheiten weniger geheilt, weil sich die Menschen bei diesen Krankheiten die Heilung schwer vorstellen können. Das „Unheilbar" muss vorher aus den Köpfen verschwinden.

Tut Buße ... (metanoia), heißt eigentlich „denk um". Dieses Umdenken wird immer schwieriger, wenn ein schriftlicher Befund dagegen steht. Wenn wir „unheilbar" selber aussprechen, predigen wir es uns selbst und formen damit den eigenen Glauben.
Jesus betonte immer: „Dir geschehe nach deinem Glauben." Selbst im Alten Testament steht schon: „Tod und Leben liegen in der Macht deiner Zunge."
Ich möchte Mut machen, an die höhere Wahrheit: „Durch seine Wunden sind wir geheilt", mehr zu glauben als an die „Realität" eines schriftlichen Befundes.

Christus hat uns die Autorität gegeben, zu binden und zu lösen und sein Erlösungswerk, das auch körperliche Heilung einschließt, anzunehmen.
Buße tun bedeutet in der Bibel nicht „Strafgeld zahlen" oder gar Selbstgeißelung, sondern nur umdenken. Leider ist das Umdenken, das Aussteigen aus den eingefahrenen Bahnen, für die meisten so schwierig.
Zusätzlich haben die Kirchen dem Umdenken eine andere Bedeutung gegeben, weil Umdenken der Manipulation durch Religion gefährlich werden kann. Auch hinter dem Reizwort Bekehren steht im griechischen Original nur metanoia, also Umdenken.

metanoia wird in der Bibel mit Buße tun, sich bekehren übersetzt, bedeutet aber nur „umdenken"

Es gibt jede Menge **Desinformation** von gewissen Interessensgruppen. Am 5.1.2015 geisterte durch alle Medien ein Bericht der Ärzte und Pharmalobby: Krebs gehört zu den gefährlichsten Krankheiten, und soll vor allem dann auftreten, wenn der Lebenswandel nicht gesund genug ist. Eine neue Studie allerdings behauptet das Gegenteil: 22 von 31 Krebsarten sind schlichtweg biologisches Pech, und vom Menschen nicht beeinflussbar. Und am Schluss konnte man lesen: Viele Krebsarten sind nicht zu verhindern. Umso wichtiger ist es, Krebsfälle möglichst früh zu erkennen. Denn je früher eine Tumorerkrankung erkannt wird, umso besser kann sie behandelt werden.

Wir wissen aber schon längst, dass unter anderem die Zellen durch die ständige **Einwirkung von Radioaktivität aus dem Weltall, aus dem Erdinneren und durch die vom Menschen immer mehr freigesetzte Radioaktivität geschädigt werden**. Die Zellteilung wird durch diesen radioaktiven Beschuss gestört und es entsteht Krebs. Selbst unser Alterungsprozess wird durch die Radioaktivität beeinflusst.

Wissentlich wird verschwiegen, dass **jeder Mensch jeden Tag mehrere Krebszellen produziert, die sofort vom Immunsystem erfolgreich bekämpft werden.**
Seriöse Studien zeigen, dass Reihenuntersuchungen die Zahl der Frauen, die an Brustkrebs sterben, nicht sinken lässt. Je mehr Frauen in einem Landkreis untersucht wurden, desto mehr Brustkrebsfälle wurden zwar entdeckt. Aber es starben nicht mehr oder weniger Frauen an Brustkrebs als in Regionen, in denen weniger Frauen zur Mammografie gingen.
Die einzig interessante Frage, warum bei einigen Menschen das Immunsystem versagt, und der Krebs zum Ausbruch kommt, wird leider nicht untersucht. Denn dann würde herauskommen, dass nicht vermehrte, umsatzsteigernde Vorsorgeuntersuchungen, welche die Menschen noch zusätzlich durch Strahlung belasten, sondern **nur ein gesunder Lebensstil die Lösung ist.** Das würde natürlich die Auslastung der teuren Apparate reduzieren.

Diese plumpe Manipulation mit der halben Wahrheit haben sicher die wenigsten durchschaut. So segensreich eine notwendige Röntgenuntersuchung sein kann, so schädlich ist jede unnötige Untersuchung durch die zusätzliche Strahlenbelastung. Sie dient nur der Umsatz- und Gewinnmaximierung einer Lobby. Jede zusätzliche Strahlenbelastung schädigt sogar die Menschen denen sie helfen wollen.

Die Zerstörung eines Tumors ist zu wenig. **Das Immunsystem muss gestärkt werden und der Lebensstil verbessert werden.** Es gibt viele Studien, die aussagen, dass die Krebsentstehung, je nach Krebsart, zu 30–90% von der Ernährung abhängt. Laut Experten begünstigt sogar Adipositas Krebs, da der Überschuss an Körperfett in verschiedene Hormonkreisläufe und den Zucker- und Fetthaushalt eingreift. Obwohl riesige Summen in die Krebsforschung fließen, kann der Volksseuche Krebs kein Einhalt geboten werden. Im Gegenteil: Alle Statistiken weisen zum Teil einen enormen Anstieg der Sterberate durch Krebs auf.

Zusätzlich sterben weltweit jährlich rund 16 Millionen Menschen an den Folgen von ungesunder Ernährung, Tabak- oder Alkoholkonsum. Das geht aus einem Bericht der Weltgesundheitsorganisation (WHO) hervor, der am 19. 1. 2015 vorgestellt wurde. Darin wird vor einer „langsam fortschreitenden Katastrophe für die öffentliche Gesundheit" gewarnt. Dem Report zufolge sind die meisten der nichtansteckenden Krankheiten (Noncommunicable diseases, NCDs) vermeidbar.
In wenigen Jahren werden wir neue bedrohlichere Krankheitsbilder sehen, die durch Gen-Nahrungsmittel und Klon-Fleisch verursacht sind.

Der Griff auf den Atomkern war die größte Katastrophe der Menschheitsgeschichte. Der Griff auf den Zellkern wird sie noch übertreffen.

Warum es Krankheit gibt

Beim Erhalt einer schlimmen Diagnose steht immer die Frage im Raum:
Warum gerade ich? Wer hat Schuld?
Diese Fragen kann kein Mensch genau beantworten, aber die Bibel gibt uns darüber Auskunft. Für Menschen der damaligen Zeit war klar, dass Krankheit eine Folge von Sünde ist. Das muss aber keine persönliche Schuld sein.

Joh 9.1-4 Unterwegs sah Jesus einen Mann, der seit seiner Geburt blind war. Da fragten ihn seine Jünger: Rabbi, wer hat gesündigt? Er selbst? Oder haben seine Eltern gesündigt, sodass er blind geboren wurde? Jesus antwortete: Weder er noch seine Eltern haben gesündigt, sondern das Wirken Gottes soll an ihm offenbar werden. Wir müssen, solange es Tag ist, die Werke dessen vollbringen, der mich gesandt hat. Darauf heilte Jesus den Blinden zum Ärger der Pharisäer sogar am Sabbat, dem Ruhetag, an dem auch jede ärztliche Tätigkeit streng verboten war.
Wir leben in einer gefallenen Schöpfung, die sich unter der Herrschaft Satans befindet. Das ist die sogenannte Erbsünde. Wir können nicht verhindern, dass uns Satan Probleme schickt, aber die Gute Nachricht ist, dass wir seit dem Erlösungswerk Jesu aus jeder Situation durch die Gnade Gottes als Sieger hervorgehen können.

Kriege, Naturkatastrophen, Umweltverschmutzung und die Zerstörung vom Lebensraum, freigesetzte Radioaktivität usw., aber auch eigene Traditionen und Gewohnheiten oder der Selbstmord mit Messer und Gabel sind nur die äußeren Ursachen von Leid und Krankheit, hinter denen immer ein satanischer Geist steht.

1.Petr 5.8 Seid nüchtern und wachsam! Euer Widersacher, der Teufel, geht wie ein brüllender Löwe umher und sucht, wen er verschlingen kann.
Satan kann nur durch Lüge, Täuschung und schlechten Umständen unseren Glauben auf die Probe stellen, ob wir der weltlichen Wahrheit von Diagnosen glauben, oder der höheren Wahrheit Gottes.

Keine Krankheit kommt von Gott, sondern er hat uns zugesagt, dass wir diese satanischen Anfeindungen mit seiner Hilfe überwinden können;

das bedeutet die Aussage Jesu in **Joh 9.3 Das Wirken Gottes soll an ihm offenbar werden.** Das ist die Frohe Botschaft.
Mit Gottes Kraft können wir auch unseren inneren „Schweinehund" überwinden und zerstörerische Gewohnheiten und Süchte ablegen.
1.Petr 2.24 Er hat unsere Sünden mit seinem Leib auf das Holz des Kreuzes getragen, damit wir tot seien für die Sünden und für die Gerechtigkeit leben. Durch seine Wunden seid ihr geheilt.

Satan ist es gelungen, alles Schlechte, Leid, Krankheit und Katastrophen, Gott in die Schuhe zu schieben. Das vermeintlich Schöne wird Satan zugetraut, wie ausschweifende Feste und verbotenes Vergnügen. So verrückt ist das Denken in dieser Welt.
Ein heiliges Leben wird als langweilig und nicht lebenswert hingestellt. Die meisten glauben, wenn ich mein Leben in vollen Zügen genossen habe, kann ich mich am Sterbebett bekehren und komme dann in den Himmel.
Tatsache ist: **Röm 6.23 Denn der Lohn der Sünde ist der Tod, die Gabe Gottes aber ist das ewige Leben in Christus Jesus, unserem Herrn.**
In Wirklichkeit bedeutet ein heiliges Leben zu wissen, welche Autorität und Kraft ich als Sohn Gottes habe. Zu wissen, dass ich behütet und beschützt bin, dass ich das Lieblingskind meines himmlischen Vaters bin und er nie zulassen wird, dass mir etwas schadet.
In unserer Sprache ist die Wortverwandtschaft von Heiligung, Heilung und Heiland sehr interessant.
Unser Sprechen, unsere Bekenntnisse formen unsere Zukunft.

Die ver – rückten Ansichten zu Körper, Seele und Geist machen die Menschen krank. Diese Anschauungen müssen wieder zurechtgerückt werden.

- Die Menschen erkranken, weil sie dem Körper die falsche Ernährung zuführen.

Die negative Wirkung von Alkohol, Nikotin, Koffein und Junk Food mit vielen freien Radikalen ist weitgehend bekannt. Trotzdem arbeiten viele Menschen gezielt auf Herzinfarkt oder Krebs zu.

- Die Menschen erkranken an einem falschen Selbstbild, an ihrer falschen Vorstellung von Seele oder Psyche.

Innere Verletzungen, Verletzungen der Seele zerstören unsere Gesundheit. Wenn ich erkenne: "Nicht du ärgerst mich", sondern: „Ich ärgere mich!", kann ich aus der Opferrolle aussteigen und Beleidigungen abprallen lassen. Kränkungen machen krank, wenn sie nicht vergeben werden. Erlittenes Unrecht zu vergeben ist schwer, aber nicht zu vergeben und den Rest meines Lebens daran zu leiden ist noch schwerer.

- Die Menschen erkranken an einem falschen Gottesbild.

Viele Studien belegen, Menschen die an einen liebenden, barmherzigen Gott glauben, haben ein vermindertes Krankheitsrisiko und eine höhere Lebenserwartung. Angst vor einem strafenden Gott wirkt sich negativ aus. Aus den Erlösten werden dann Unglückliche, Unzufriedene und Kranke.

Vor 2000 Jahren wurde die gefallene Schöpfung wieder heil gemacht. Jesus Christus, der Heiland hat keine Religion gebracht, sondern das Leben in der Fülle (**Joh 10.10**). Über Religion und Theologie konnte Satan die Menschen verwirren und ihnen dieses göttliche Leben bis jetzt vorenthalten. Daher sagt Gott zu den Priestern in **Maleachi 2.8 Ihr aber seid vom richtigen Weg abgewichen, eure falschen Weisungen haben viele Menschen zu Fall gebracht.**

Gott ist auf diese Welt gekommen und hat die Menschheit erlöst. Er hat das Lösegeld bezahlt. Er hat den Teufel entwaffnet, die Sünde weggenommen und damit die tiefste Ursache der Krankheit vernichtet.

Es ist ein großer Irrtum zu glauben, dass der Tod nur infolge von Krankheit, Siechtum und Unfällen eintritt. Wir können auch lebenssatt in einem harmonischen Tod diesen Planeten verlassen und in eine noch schönere Dimension gehen.

Heilungsmethoden für Körper, Seele und Geist

Gesundheit fängt im Geist an und strahlt auf die Seele und den Körper ab. Man kann Gesundheit bewahren oder Krankheit bekämpfen. Das ist ein hoch politisches Thema, denn wer Gesundheit bewahrt, ist kein Dauerkunde mehr für Ärzte, Pharmaindustrie und Krankenkassen.

Dem Ziel, 100 Jahre gesund zu leben und sich dann lebenssatt zu verabschieden sind wir immer weiter entfernt. Ärzte haben zwar das Leben verlängert, aber nicht die Gesundheit.
Krebs kann die Folge einer entgleisten Zellteilung infolge von radioaktiver Bestrahlung oder das Ende einer chronischen Entzündung und körperlichen Degeneration sein. Er kann auch seelische oder geistige Ursachen haben. Daher ist für einen Heilungserfolg wichtig, auf allen drei Ebenen, Körper, Seele und Geist zu arbeiten.

Den größten Einfluss auf unsere Gesundheit hat die geistige Komponente.

Den psychosomatischen Zusammenhang leugnet niemand mehr. Eine glückliche Seele heilt genauso wie die Enzyme in der Rohkost.

In der Bibel kann man z.B. über die heilkräftige Wirkung der Wildkräuter lesen. Daniel, einer der größten Propheten des Alten Testaments, hat die mächtigsten göttlichen Offenbarungen empfangen und gibt uns Aufschluss über den Gang der Weltgeschichte und ihre Vollendung in der Königsherrschaft Gottes. Nebenbei können wir über gesunde Ernährung und die heilende Wirkung von Wildkräutern erfahren. Ab **Dan 1.8** kann man lesen, dass er die Speisen und den Wein des Königs von Babel verweigerte.

Der Oberkämmerer befürchtete durch die Ablehnung der königlichen Speisen ein schlechteres Aussehen Daniels. Daniel bat um eine Probezeit von 10 Tagen, an denen er nur pflanzliche Nahrung aß und Wasser trank. Am Ende der 10 Tage sah er besser und wohlgenährter aus, als all die jungen Leute, die von den Speisen des Königs aßen.

In **Dan 4.29** steht, dass sich der König zum überheblichen Tyrannen entwickelte und darauf von seinen Untertanen verjagt wurde. Er musste in der Wildnis leben und sich wie die Rinder von Wildkräutern ernähren. Diese Ernährung mit Wildkräutern hat dem König Nebukadnezzar offensichtlich gut getan. Nach 7 Jahren erneuern sich fast alle Zellen im menschlichen Körper. Nach diesen 7 Jahren waren die Untertanen von der positiven Verwandlung des Königs so angetan, dass sie ihn wieder in sein Amt einsetzten.
Die Apotheke der Natur heilt Geist, Seele und Körper.

Die 5 Säulen unserer Gesundheit sind:
Ernährung, Bewegung, Entspannung, die Umwelt und unser Bewusstsein

Die zunehmende weltweite Verbreitung der **westlichen Ernährung** gefährdet die Gesundheit der Bevölkerung ebenso wie die unseres Planeten. Das berichten die amerikanischen Forscher David Tilman und Michael Clark von der Universität Minnesota im Fachjournal «Nature».

JKU-Professor Friedrich Schneider hat 2015 ausgerechnet, dass ungesunde Ernährung und zu wenig Bewegung allein in OÖ bis zu 2,1 Milliarden Euro Mehrkosten pro Jahr für das Gesundheitssystem bedeuten. Zucker und Weißmehl sind die stärksten Mineralstoffräuber und somit die größten Nahrungsmittelgifte unserer Zivilisation. E-Nummern für Konservierung und Farbstoffe belasten zusätzlich. Gentechnisch veränderte Lebensmittel werden eine zunehmende Bedrohung.

Wir essen zu viel, zu schnell, zu säurebildend und Nahrungsmittel statt Lebensmittel mit Mikronährstoffen. Die moderne Zivilisationskost ist eine Mangelernährung von Vitalstoffen mit Überfluss an Energie.

Die alte Ernährungslehre sagte, der Mensch ist eine Art Dampfmaschine, Energie hinein, Energie hinaus. Das erweiterte man mit Kohlehydrate, Eiweiß, Fett, Vitamine und Mineralstoffe. Dieses System findet nach wie vor in der Tierzucht Anwendung, denn die Masttiere müssen nur bis zum immer früheren Schlachttermin überleben. Die moderne Ernährungslehre weiß heute, der Mensch gleicht eher einem komplexen elektrochemischen Steuerkreis, der durch die etwa 30 000 bekannten bioaktiven Mikronährstoffe angesteuert wird.

Schon vor 40 Jahren hat mir der Bericht eines Freundes von einer Laborübung in Chemie zu denken gegeben. Sie hatten die Inhaltsstoffe einer natürlichen Himbeere im Gaschromatographen festgestellt. Die Analyse zeigte etwa 1000 unterschiedliche Elemente und Verbindungen. Wenn die drei Inhaltsstoffe, mit dem höchsten quantitativen Vorkommen chemisch nachgemacht wurden, ergab sich der perfekteste Himbeergeschmack, reiner als der einer natürlichen Himbeere.
Mit der Kenntnis der neuen Ernährungslehre können wir abschätzen, was bei so einem Produkt dem Körper vorenthalten wird, und dass der Stoffwechsel unweigerlich entgleisen muss.

Ausdauersport der nicht zu sehr anstrengt, wie schnelles Gehen, Radfahren, Schwimmen oder Trampolinspringen hält uns gesund. Frühere Generationen haben sich nicht nur natürlich ernährt, sondern pro Tag 5-10 km zurückgelegt. Heute beträgt der Durchschnitt 500 m.
Eine gut trainierte Muskulatur fördert Gesundheit und Wohlbefinden. Ausdauer- und/oder Krafttraining leisten also einen wichtigen Beitrag zu einer guten körperlichen und seelischen Gesamtverfassung.
Nicht nur ein kräftiger Herzmuskel, sondern die ganze Muskulatur hat Einfluss auf unsere Gesundheit. Mittlerweile hat man die medizinische Bedeutung des Muskeltrainings in der Vorbeugung (Prävention), Behandlung (Therapie) und Genesung (Rehabilitation) bei vielen Krankheiten erkannt.

Entspannung, Ruhe und Erholung sind wichtig. Hoher Puls und Stress steigern die freien Radikale. Bioaktive Stoffe als Radikalfänger werden in der Zivilisationskost immer weniger. Folgende Methoden können die gewünschte Entspannung schenken:
- Tiefes Atmen
- Progressive Muskelentspannung (einzelne Muskelgruppen kurz anspannen und anschließend lockern)
- Dehnübungen und Gymnastik
- Gebet und Bibellesen lassen uns zur Ruhe kommen
- Ausreichend Schlaf ist die ultimative Entspannung

Frische Luft, Licht und Sonne ist als „Antibiotika" der Natur unverzichtbar. Dass durch Sonnenlicht Bakterien abgetötet werden ist allgemein bekannt. Es gibt aber auch genug Beweise, dass frische Luft als Desinfektionsmittel gegen Krankheitskeime wirkt. Dieser sogenannte „open air factor" ist noch nicht ganz aufgeklärt.
Leider ist bereits der ganze Planet mit Umweltgiften verseucht. In Peking haben Kinder noch nie einen Stern gesehen und die Sonne sehen sie meist nur diffus. Bei immer mehr Kindern wird auch ein Hirntumor wegen der Handystrahlenbelastung diagnostiziert.

Bewusstsein hat den größten Einfluss und ist die komplexeste Säule. Siegmund Freud spricht vom „Es, Ich und Überich". Treffender ist die Einteilung in Unterbewusstsein, Selbstbewusstsein und Gottesbewusstsein.

Unser **Unterbewusstsein** ist die Summe aller Vorstellungen, Erinnerungen, Eindrücke, Motive, Einstellungen und Reaktionen, die in uns gespeichert sind. Viele unserer lebensnotwendigen Funktionen laufen gänzlich unbewusst ab. Wir denken z.B. weder über unsere Blutzirkulation noch über unsere Verdauung nach, - das funktioniert wie von allein. Das Unterbewusstsein arbeitet wie eine Maschine, zuverlässig und zielsicher. Man kann es schulen, positiv oder negativ. Die „Programme" des Unterbewusstseins können gelöscht oder verändert werden. Unser Unterbewusstsein nimmt aber das Wort „NICHT" nicht wahr.

    Z.B. Denk jetzt nicht an eine Sachertorte mit Schlagobers!

Selbstbewusstsein ist der Zustand mentaler Klarheit und die volle Herrschaft über unsere Sinne. Jeden Augenblick laufen hunderte Billionen Aktionen in unserem Gehirn ab, von denen uns nur wenige bewusst sind. Jede dieser Aktionen beeinflusst wiederum unsere Gefühlslage. Embodimentforschung zeigt, dass auch die Körperhaltung unser Denken und Fühlen beeinflusst.

Negative Gedanken und Emotionen wie Stress und Sorge unterdrücken das Immunsystem. Dadurch kann der Körper Krebszellen, aber auch Viren oder Bakterien schlechter bekämpfen. Angst löst mehr als 1400 physische und chemische Reaktionen im Körper aus und setzt mehr als 30 verschiedene Hormone und Neurotransmitter frei, die durch den ganzen Körper fließen. Wenn Gedanken der Furcht unseren Verstand überfallen, reagiert der Körper bis in die kleinste Zellebene. Das kann Zellen verändern und schädigen.
Angst ist eine geistige Kraft.
Die Gedanken sind frei, aber wir sollten unsere Gedankenwelt kontrollieren. Positives, gesundes und interaktives Denken entgiftet buchstäblich unser Gehirn. Die Gedankenhygiene hat Priorität.
Gute Worte sind elektromagnetische Lebenskräfte. Sie beeinflussen uns und unsere Umgebung. Die Worte müssen aber durch Ehrlichkeit und Integrität abgedeckt werden. Was wir sagen und tun sollte unser Denken widerspiegeln. Innere Widersprüche verursachen Stress und schaden uns. **Spr 18.21 Tod und Leben stehen in der Macht der Zunge; wer sie liebevoll gebraucht, genießt ihre Frucht.**
Vergebung gleicht einer Gefühlsdusche, schreibt Dr. Colbert von der Wisconsiner Universität. Menschen, die vergeben, kontrollieren ihre Emotionen besser, empfinden dadurch weniger Verletztsein und Wut und leben daher viel gesünder.
Pflege liebevolle Beziehungen, die geben Kraft. Entscheide dich bewusst für einen **Lebensstil der Liebe**.

Gottesbewusstsein ist aber noch besser als Selbstbewusstsein. Da beginnt erst die übernatürliche Dimension des Lebens. Gottesbewusstsein und Glauben sind leider in unserer modernen Zeit im Schwinden. Die Menschen haben die Verbindung zu ihrem Schöpfer verloren.

Bei denen, die glauben, ist Gottes Medizin die wirksamste.

2.Mose 15.26 ... Denn ich bin der Herr, dein Arzt.
Jesaja 53.4+5 und **1.Petr 2.24** ... Durch seine Wunden seid ihr geheilt.
1.Kor 2.9 ... was kein Auge gesehen und kein Ohr gehört hat, was keinem Menschen in den Sinn gekommen ist: das Große, das Gott denen bereitet hat, die ihn lieben.

Heilung auf körperlicher Ebene

Die Schulmedizin arbeitet primär auf körperlicher Ebene und bekämpft Symptome, vernachlässigt aber noch immer sträflich die fünf Säulen der körperlichen Gesundheit.

In dem biologischen Wunder Körper müssen fast 100 Mrd. Zellen gut ernährt werden. Der Stoffwechsel funktioniert wie die Verbrennung in einem Ofen zur Wärmeerzeugung. Eine gute Steuerung muss ausreichend Sauerstoff und guten Brennstoff in Form von Nährstoffen zuführen und das Rauchgas als CO_2 und die Asche in Form von Schlacken abführen. Beim Zellstoffwechsel entstehen als Analogie zum Rauchgas **freie Radikale**, die von **Antioxidantien** abgefangen werden.

Zusätzliche Quellen freier Radikale sind: UV-Strahlen, intensive Muskelaktivität, geräucherte und gegrillte Nahrungsmittel, Stress, Alkohol, Nikotin, Junk Food, Medikamente, zunehmende Radioaktivität und Umweltverschmutzung. Beim Erhitzen von tierischen Fetten entsteht auch Malondialdehyd, das eine gesunde Zelle zu einer Krebszelle mutieren lässt. Neben dem erhitzen Fleisch enthalten besonders Wurst, Käse und Eigelb viele freie Radikale.

In unserer modernen Zeit wird die Belastung durch freie Radikale immer größer und die schützenden Antioxidantien in der Nahrung werden immer weniger.

Antioxidantien, auch Radikalfänger genannt, kann der Organismus zum Teil selbst in Form von Enzymen herstellen. Der weitaus größere Teil an Antioxidantien wird jedoch mit der Nahrung aufgenommen, besonders durch frisches Obst und Gemüse, Wildkräutern, Sprossen, Ölsaaten und Nüssen. Primär sind es Vitamine C, E und sekundäre Pflanzenstoffe wie Flavonoide und Spurenelemente.

Vitaminstudien zeigen aber, dass man nicht willkürlich schon im Supermarkt erhältliche Vitamine einnehmen darf. Z.B. musste eine Studie unter 29 000 Rauchern „Beta-Carotin schützt vor Krebs" von der Ethikkommission vorzeitig abgebrochen werden, weil es gegenüber der Plazebo-Kontrollgruppe zu viele Herzinfarkttote gab.

Beim Stoffwechsel, also bei der Verbrennung müssen entstandene Giftstoffe und Säuren durch Mineralstoffe und Spurenelemente neutralisiert werden. Die Endprodukte, die Schlacken müssen ausgeschieden werden. Mit zunehmendem Lebensalter werden dem Körper immer mehr Mineralstoffe geraubt und Schlacken eingelagert.

Frauen haben bei der Entschlackung einen Vorteil. Der Körper nutzt die Menstruation zur Ausscheidung von Schlacken. Das Unwohlsein wird durch eine starke Übersäuerung vor dem Ausscheidungsprozess verursacht. Im Wechsel fällt dieses Notventil weg und der Körper versucht dann durch Hitzewallungen die Schlacken zu verbrennen. In weiterer Folge bei Abnehmen dieses Verbrennungsprozesses kommt es zur Gewichtszunahme durch Schlackeneinlagerungen. Eine Frau mit 100 kg trägt dann 50 kg Sondermüll mit sich herum. Eine schnelle Gewichtsabnahme mit dieser Schlackenbelastung wäre eine zu große Giftbelastung des Organismus und gesundheitlich nicht verkraftbar.

Krankheit entsteht nie von heute auf morgen, sondern der Körper muss über Jahrzehnte ausgelaugt und verschlackt werden. Zum Beispiel sind Gelenksprobleme nicht durch mechanischen Verschleiß verursacht, sondern durch Entmineralisierung, Ablagerungen oder durch Verspannung.

Verschlackungsstufen sind:

Übersäuerung der Zellen, chronische Vergiftungen, chronische Entzündungen, oxydativer Stress durch freie Radikale und schließlich Unverträglichkeiten und Allergien.

Wenig Trinken, wenig Bewegung und zu viel Essen fördert die Einlagerung von Schlacken in:
- Fettdepots, Bindegewebe mit Lymphbelastung und Orangenhaut
- Muskeln als Rheuma
- Knochen und Gelenken als Polyarthritis oder Überbein
- Innere Organe als Nieren-, Blasen- und Gallensteine. Schlackenablagerungen im Gehirn bedeuten Demenz und Alzheimer

Jedes Organ kann von Krebs befallen werden und es gibt 300 verschiedene Krebsarten. Nur das Herz wird fast nie von Krebs befallen, weil es sich ständig bewegt und sich daher keine Schlacken ablagern können.

Der körperliche Verfall tritt durch Mineralstoffmangel und Schlackeneinlagerungen ein.
Mineralstoffmangel kann schon bei den Milchzähnen beginnen. Mineralstoffmangel im Haarboden führt zu Haarausfall. In den Gefäßwänden werden die Löcher infolge Mineralstoffmangel mit Cholesterin zugeklebt. Faltige Haut, rissige Nägel, und schließlich Osteoporose sind mit zunehmendem Alter weitere Mineralstoffmangelkrankheiten.

Die Jugend durchläuft schon immer früher diese Stufen des Mineralstoffmangels. Zusätzlich wird bei vielen bereits im Teenageralter wegen des Übermaßes von Ω6 zu Ω3 im Körper eine stille chronische Entzündung gestartet. Die Zellmembran wird dadurch verhärtet und die Mitochondrien, die Kraftwerke der Zelle können nicht mehr ordentlich arbeiten.

Zivilisationskrankheiten sind
Verschlackung u. Mineralstoffmangel

- Mineralstoffmangelkrankheiten: Karies, Parodontose, Arteriosklerose, Krampfadern, Bandscheibenvorfall, Leistenbruch, Haarausfall, Falten.
- Ausscheidungskrankheiten: Akne, Fußschweiß, Zahnplaque, eitrige Mandeln, Ekzeme, Furunkel, Neurodermitis, Schleim in den Bronchien, Allergien und im Extremfall als Notventil Hämorriden und bei zu wenig Bewegung offene Beine.
- Ablagerungskrankheiten: Arteriosklerose, Gallen-, Nieren- und Blasensteine, Rheuma, Gicht, Arthrose, Schlaganfall, Zahnstein, Altersflecken.
- Verätzungen und Vergiftungen stehen am Ende der Kette mit Diabetes, Gastritis, Darmentzündungen, Parkinson, Alzheimer, Arthritis, Morbus Bechterew und Krebs.
Chronische Entzündungen sind die Basis für die meisten Krebskrankheiten.

Körperliche Heilung kommt durch

- Darmsanierung, Blutreinigung, Lymphreinigung und damit Zellreinigung
- Entschlacken, entgiften und entsäuern
- Ausleiten, Remineralisierung und damit Revitalisierung

Dies alles wird <u>nicht</u> durch die Krankenkasse finanziert. Die Schulmedizin ignoriert die einfachen Heilungsmethoden, die durch umfangreiche Forschungen in ihrer positiven Wirkung bestätigt sind, weil sie nicht durch einfaches Einnehmen von Tabletten durchgeführt werden können.

Das negative Leistungssystem im Gesundheitssystem, das Ärzte für Krankheit bei Menschen belohnt und für Gesundheit bestraft, gehört endlich umgedreht. Ob diejenigen, die von Krankheit leben, unbewusst wirklich großes Interesse haben, dass niemand krank ist, bezweifle ich. Nur die Ärzte können in einem negativen Leistungssystem arbeiten, in dem schlechte Arbeit, also viel Krankheit, viel Geld bringt und gute Arbeit, Gesundheit der Menschen, den Ruin.

Niemand in der Wirtschaft kann sich leisten, dass schlechte Arbeit belohnt und gute bestraft wird. Kein Techniker wird für Ausschuss bezahlt und für Qualitätsarbeit bestraft.
Wenn der Jahresbonus des Vorstands eines Medizintechnik- oder Pharmaunternehmens davon abhängt, dass Millionen von Menschen krank werden oder krank bleiben, schwingt bei der technologischen Weichenstellung zumindest unterbewusst die Profitmaximierung derjenigen mit, die das Sagen haben.

Die meisten Ärzte wollen dem Patienten wirklich helfen. Aber sie sind in einem System gefangen, das primär Krankheit honoriert und nicht die Gesundheit. Die Schulmedizin wendet sich auch immer mehr vom Menschen ab und behandelt nur die Symptome des Körpers.
Unbestritten und segensreich sind die Leistungen in der Chirurgie, Labordiagnostik und Apparatemedizin. Nur gegenüber den überwiegend chronisch degenerativen Krankheiten ist die Schulmedizin machtlos und kann das Leiden meist nur verlängern.

Der französische Krebsspezialist Professor Charles Mathe sagte wörtlich: "Wenn ich an Krebs erkranken würde, dann würde ich mich auf gar keinen Fall in einem herkömmlichen Krebszentrum behandeln lassen. Es haben nur die Krebsopfer eine (mittel- bis langfristige) Überlebenschance, die sich von diesen Zentren fernhalten!"
Quelle: Mathe Charles, Scientific Medicine Stymied, Medicines Nouvelles (Paris) 1989

Wer vom Erfolg einer Schulmedizinischen Behandlung überzeugt ist, dem würde ich nie von Arztbesuchen oder ärztlichen Maßnahmen abraten. Wer nicht den Willen und die Kraft aufbringt, seinen Lebensstil zu verändern, muss die Schulmedizin in Anspruch nehmen. Jeder sollte aber bedenken, dass im Jahr 2000 während eines großen Ärztestreiks in Israel die Todesfälle um 40% zurückgingen. Ein ähnlich dramatischer Rückgang der Beerdigungen ereignete sich Anfang der 80er Jahre, als israelische Ärzte über vier Monate lang die Erfüllung wesentlicher Versorgungsaufgaben verweigerten.

Es gibt aber auch ein großes Angebot an Heilmethoden, hinter denen fragwürdige religiöse Theorien oder gar okkulte Praktiken stehen, die vielleicht Erfolg haben, für die man aber seelisch einen hohen Preis zahlen muss.

Eugen Roth

**Wer krank ist, wird zur Not sich fassen.
Gilt's, dies und das zu unter*lassen*.
Doch meistens zeigt er sich immun,
heißt es, dagegen was zu *tun*.
Er wählt den Weg meist, den bequemen,
was *ein*- statt was zu *unter*nehmen!**

Eugen Roth

**Was bringt den Doktor um sein Brot?
a) die Gesundheit, b) der Tod.
Drum hält der Arzt, auf dass *er* lebe,
uns zwischen beiden in der Schwebe.**

Gesunde Ernährung

Essen ist eine phantastische Sache. Es soll Freude und Wohlbefinden bereiten, im Kreis der Familie oder unter Freunden. Aber man sollte sich dabei nur Stoffe zuführen, die langfristig Gesundheit bringen und nicht schaden.
Bei dem heutigen verführerischen Überangebot an Nahrungsmitteln, die mit Geschmacksverstärkern, Suchtmitteln und allen möglichen Zusätzen versetzt sind, wird die richtige Auswahl immer schwieriger.
Gesundheit und Wohlbefinden kann sich daher jeder nur eigenverantwortlich durch einen neuen Lebensstil erarbeiten.
Es stimmt, dass Sulforaphan im Brokkoli die Bildung von Mammakarzinomen hemmt, dass Kohlrabi krebshemmende Eigenschaften besitzt, Himbeeren, Granatapfel, Walnüsse usw. die Zellteilung von Krebszellen stoppen und Zucker das Krebswachstum fördert. Lass dich aber nicht verrückt machen von Anti-Krebs-Ernährung, Nahrungsergänzungsmitteln, Flavonoiden usw.

Gesunde Ernährung ist einfach:
- kein Weißmehl, bzw. Auszugsmehl
- keinen Zucker
- viel frisches Obst und Gemüse, 3R berücksichtigen (reif, regional, roh), bunt essen, wobei das Obst eher das Dessert darstellt und das Gemüse die essentielle Nahrung.
- Rohkost ist wegen der nicht durch Hitze zerstörten Enzyme eine Heilnahrung, Lebensmittel statt Nahrungsmittel, Lebensmittel so weit wie möglich naturbelassen, unverändert, nicht industriell verarbeitet
- hochwertige kalt gepresste Öle und nur gute Fette, auf das Verhältnis $\Omega 3/\Omega 6 = 1/3$ achten
- kein oder wenig Fleisch und wenn, dann von Tieren, die sich vegetarisch ernähren
- 3 Mahlzeiten mit mindestens 4 Stunden Zwischenzeit
- Nicht zu viel und nicht zu schnell essen
- Reines Wasser innen und außen (blutreinigend) verwenden

Ein Inder sagt nicht: „Ich esse." Stattdessen sagt er: „Ich gebe meinem Körper Nahrung." Europäer geben ihrem Auto das beste Öl, aber ihrem Körper gönnen sie meist nur Junk Food!

Früher hat es geheißen: Der Bauer isst nicht, was er nicht kennt.
Heute müsste man sagen: Der Städter isst, was der Bauer nicht kennt.
Kann man sich gesund essen?
Moderne Erkenntnisse der Wissenschaft sagen eindeutig: JA.

Eine Leben rettende Information für jeden:
https://www.youtube.com/watch?v=A31eFeoU8_0

Vor 30 Jahren konnte ich schon in einer Werbebroschüre der Chemischen Industrie lesen, wie notwendig es sei, die „Unkräuter" zu vernichten. Gegenüber der Kulturpflanze nehmen sie ein Vielfaches an Mineralstoffen auf, sind daher eine große Konkurrenz und behindern das Wachstum der Kulturpflanze.

Ich kannte einen Bio-Bauern, der aus der Kriegsgefangenschaft schwer krank heimkehrte, und von den Ärzten aufgegeben war. Er holte sich darauf jeden Tag von der „Gstätten" eine Hand voll Brennesseln und Wildkräuter, mixte sie und aß nur Rohkost. Nach einem Jahr war er wieder vollkommen gesund. Nicht jeder hat die Härte und lebt von Rohkost und Wildkräutern wie Brennesseln, Giersch, Melde, Vogelmiere usw. und gekeimten Getreide.

Inzwischen können <u>Grüne Smoothies</u> sehr schmackhaft zubereitet werden. Jeder sollte daher einen Hochleistungsmixer (Spitzengerät ist der Vitamix, er hat aber einen stolzen Preis. Teilweise baugleich und günstiger ist der JTC Omniblend. Aber um ähnliche Ergebnisse wie mit dem Vitamix zu erreichen, muss man einige Sekunden länger mixen) und eine Getreidemühle statt der Kaffeemaschine und den Mikrowellenherd besitzen.

Das **Chlorophyll** der grünen Pflanzen schützt, nährt, vitalisiert und heilt.

Oft stellt ein über Jahrzehnte fehlgeleiteter und verzogener Gaumen ein Hindernis dar. Aber jeder Gaumen kann umerzogen werden. Alles was der Mensch 30 Tage lang macht, wird zur Gewohnheit und schmeckt dann auch.

Die WHO fordert bereits alle Staaten dazu auf, dem dramatischen Anstieg von Übergewicht und Fettleibigkeit bei Kindern entgegen zu wirken. Das Übergewicht hat ein irreversibel erhöhtes Gesundheitsrisiko im Erwachsenenalter zur Folge.
Die WHO betont, reine Informationsmaßnahmen hätten nachweisbar keinen Effekt, viel mehr müssen diese durch die Schaffung neuer gesetzlicher Rahmenbedingungen wie Strafsteuern und Werbeverbote für ungesunde Nahrungsmittel verstärkt werden. Das Österreichische Akademische Institut für Ernährungsmedizin (ÖAIE) kritisiert die österreichische Regierung mit aller Deutlichkeit, das Problem des Übergewichts bei Kindern und Jugendlichen nicht ernst zu nehmen, und fordert diese auf, statt wirkungsloser Alibi-Aktionen endlich konkrete Strategien und Maßnahmenpläne vorzulegen.

Die Lösung wäre so einfach: Gesunde, naturbelassene Lebensmittel von der Steuer befreien. Industriell verarbeitete Lebensmittel mit normalem Steuersatz belasten und Nahrungsmittel und Genussmittel der Nahrungsmittelindustrie mit erhöhtem Steuersatz belegen. Die inzwischen anerkannte Ernährungspyramide wäre eine Basis für die Festlegung des Steuersatzes.
Die Ernährungspyramide stammt ursprünglich aus den USA und deren Sinnhaftigkeit wird nirgends mehr bestritten. Sie wurde von vielen Ländern auf der ganzen Welt, zum Teil mit ortsüblichen Anpassungen, übernommen. Die durch falsche Ernährung bedingten Erkrankungsrisiken sollen verringert und den Österreichern gesündere Formen des Essens und Trinkens schmackhaft gemacht werden.

Leider arbeiten die meisten Politiker nicht zum Wohl der Bevölkerung, sondern sind auf ihre Wiederwahl bedacht und vertreten die Interessen mächtiger Konzerne und Lobbys.

Als besonders hochwertig gelten Lebensmittel, deren Nährstoffgehalt bezogen auf die Kalorienmenge sehr hoch ist. Das Verhältnis von Nährstoffen, eigentlich Mikronährstoffen wie Vitamine, Mineralstoffe, sekundäre Pflanzenstoffe, Ballaststoffe etc. zu dessen Energiegehalt in einem Lebensmittel beschreibt die Nährstoffdichte.
Süßigkeiten, sehr fetthaltige Lebensmittel und Alkohol enthalten sehr viele „leere" Kalorien bei nur sehr geringem Nährstoffgehalt. Daher haben sie eine geringe Nährstoffdichte bei einer hohen Energiedichte.

Alle Ärzte berufen sich auf Hippokrates. Nur seine Anweisung: Die Nahrung soll euer Heilmittel sein, nehmen sie nicht ernst. Natürliche, kostengünstige, nebenwirkungsfreie Methoden wären der künstlichen, kostenträchtigen, nebenwirkungsreichen, langwierigen Krebsbehandlung, die den Patienten sehr oft verstümmelt oder tötet, vorzuziehen. Das schadet aber dem gigantischen Geschäft der Pharmaindustrie mit der Krankheit.
Statistiken sagen, dass ein Patient mit Chemotherapie eine um 7% höhere Überlebenschance hat als ohne Behandlung. Unter Berücksichtigung der Streuung bei statistischen Größen könnte das Ergebnis genauso umgekehrt sein.
Selbst bei Geheilten stellen sich häufig komplexe Spätfolgen der Chemo- und Strahlentherapie ein.

Effektive natürliche Krebsheilmittel

Die Stachelannone, auch Graviola genannt, wächst in tropischen Gefilden. Sie wird regelmäßig von Einheimischen als natürliches Medikament bei Bakterien- und Pilzinfektionen eingesetzt. Doch die Frucht kann noch mehr.
Schon in den 70er Jahren gab es in den USA vom National Cancer Institute (NCI) Untersuchungen mit vielversprechenden Ergebnissen zur krebsheilenden Wirkung. 1996 merkte eine amerikanische Studie an, dass eine isolierte Verbindung, die aus dem Samen der Frucht extrahiert wurde, eine wesentlich höhere Wirksamkeit auf Krebszellen hatte

als das Chemotherapeutikum Adriamycin. Und eine Studie von 2008 bestätigte, dass Graviola im Reagenzglas eine Anti-Krebs-Wirkung hat. Obwohl diese Frucht viel wirksamer als Krebsmedikamente ist, sind Studien mit Menschen nicht erwünscht. Eine mächtige Lobby will sich ihr Geschäft mit der Chemo nicht verderben lassen.

Man braucht aber erstens nicht in die Ferne schweifen. Es gibt auch bei uns viele grüne Heilpflanzen. Immer wieder werden neue Substanzen in Kohlgewächsen entdeckt, die vor Krebs schützen können. Jetzt fanden Wissenschaftler heraus, dass Brokkoli und Rosenkohl im Körper die Bildung eines Stoffes anregen, der nicht nur prophylaktisch vor Krebs schützen soll, sondern auch in der Lage sein soll, vorhandenen Krebs zu vernichten. Aber auch die Wirkung vieler einheimischer Wildkräuter ist noch nicht ausreichend erforscht.

Und zweitens, **nur** die Wirkung einzelner Pflanzen hervorzuheben ist gefährlich. Der Heilungsprozess ist von der gesamten Ernährung und vom Lebensstil abhängig. Ich möchte warnen seine Hoffnung **nur** auf ein „Wundermittel" zu setzen.

Einige angepriesene Wundermittel sind:
*Dinkel (Hildegard von Bingen) ist gesünder als Weizen, heilt alleine aber keinen Krebs.

*Quark-Öl-Diät von Johanna Budwig, milchsaure-Gemüse-Diät, Rote Rüben und Breuß-Kur, sind gesund, aber auf Dauer zu einseitig.

*Low Carb, Paleo-Diät oder Atkins-Diät sind eher gesundheitsschädliche Ernährungsweisen, die angesichts des Leerfischens der Meere und wegen der übermäßigen Viehzucht auch unökologisch sind. Lachs, Dorsch, Thunfisch, Makrele oder Hering sind inzwischen die giftigsten Nahrungsmittel. Ihr hoher Gehalt an Dioxin, Pestiziden und Quecksilber kann den Hormonhaushalt beeinflussen und sogar Krebs verursachen.
Vor übermäßiger Eiweißzufuhr ist zu warnen, denn nachdem der Proteinspeicher voll ist, verstopfen die Arterien ziemlich schnell.
Vollständig auf Kohlenhydrate zu verzichten, um von der Ketose, einem dem Fasten ähnlichen Stoffwechselprozess zu profitieren, ist nur kurz,

aber nie auf Dauer empfehlenswert. Ketose sollte wegen der gesundheitlichen Risiken nicht unbedacht praktiziert werden.
Statt einem totalen Verzicht, sollte einfach nur der Kohlenhydratkonsum gegenüber den Durchschnittswerten in Industrienationen eingeschränkt und isolierte Kohlenhydrate wie Zucker und Weißmehl vollkommen gemieden werden.
Fabrikzucker nährt die Krebszellen. Ein Verzicht ist nicht schwierig, weil durch Stevia oder eingeweichte Trockenfrüchte ein guter Ersatz zur Verfügung steht. In jedem Haushalt sollte auch die wichtigste Küchenmaschine, eine kleine elektrische Getreidemühle, vorhanden sein. Dann ist der Ersatz von Weißmehl durch frisches Vollkornmehl kein Problem. Industrielle Fertignahrung, Junk Food und Energiedrinks müssen wegen des hohen Zuckergehalts unbedingt gemieden werden.

*Vollkorn und Vollwertnahrung mit den Erkenntnissen von Kollath, Bircher-Benner oder Dr. Bruker sind absolut notwendig, aber noch keine Garantie für Heilung.

*Weizengrassaft oder Himbeeren sind sicher günstiger und wirken besser als die vielen Nahrungsergänzungsmittel und Vitaminpräparate, die nicht das halten, was sie versprechen und meist sehr teuer sind.
Es gibt viele Bücher zu diesem Thema, teilweise aber sehr einseitig, mit falschen Versprechungen und häufig auch nur Marketing für eigene teure Produkte.

*Versuche mit B 17 bei Krebspatienten brachten phantastische Heilerfolge. Diese Heilerfolge waren aber für das Pharma-Kartell zu gefährlich. Viele Millionen Dollar Gewinn durch die Behandlung von Krebspatienten standen auf dem Spiel. Also wurde Vitamin B 17 nicht nur nicht anerkannt, sondern wurde als nicht patentierbares Naturprodukt niedergemacht. Aber B17 alleine anzuwenden ist zu wenig.

*Die Pflege der Mitochondrien durch die Balance von $\Omega 3/\Omega 6$, (EPH und DHA werden dann im Körper selber produziert) ist erforderlich, bietet aber alleine keine Garantie für Heilung.

Superfoods sind jene **Grüne Lebensmittel**, mit deren Lebenskraft und Energie es kein anderes Nahrungsmittel aufnehmen kann. Zu

den grünen Superfoods gehören alle grünen essbaren Pflanzen, Wildpflanzen, Kräuter und Gemüse, grüne Sprossen, Saft aus Weizengras oder aus anderen Getreidearten, aber auch Braun-, Rot- und Grünalgen.
Der Blattfarbstoff Chlorophyll hat den besten blutbildenden Effekt aller Elemente der Natur. Chemisch gesehen ist Chlorophyll mit dem roten Blutfarbstoff Hämin verwandt. Es regeneriert das Blut, reinigt es und ist zellstärkend. Zusätzlich hat es eine entgiftende Wirkung. In der Medizin wird Chlorophyll sehr gut bei der Wundheilung und bei Krebs eingesetzt.

Wie kommt man nun zu seiner täglichen Dosis Chlorophyll?
Zu Hause kann man sich ohne großen Aufwand Gräser züchten. Vor allem Weizengras, Gerstengras (etwas bitter), Roggengras (herb) und Alfalfa. Gute Anleitungen gibt es bereits im Internet. Zubereiten kann man die Gräser sehr einfach in flüssiger Form als dünnflüssiges Smoothie.
Bei schwerer Krankheit wirken frisch gepresste Gemüsesäfte noch effektiver als Smoothies, sind aber etwas aufwendiger in der Herstellung und sind nicht so geschmackvoll. Sie könne aber durch Zimt, Zitonensaft, Granatapfelsaft oder anderen Gewürzen wohlschmeckend zubereitet werden.
Die freie Natur schenkt jedem kostenlos in Überfülle Löwenzahn (bitter), Lindenblätter (mild), Brennnesselblätter und Giersch (neutral) und sogar im Winter Brombeerblätter. Diese und viele andere Blätter kann man auch sehr gut zwischendurch bei einem Spaziergang essen oder zu Hause als grünen Salat. Weiterhin kann man sich natürlich auch Kräuter und Salat kaufen. Aber frisch gepflückte Wildkräuter und Blätter enthalten wesentlich mehr Lebendigkeit, sekundäre Planzeninhaltsstoffe und Enzyme.

Jedem ist zu empfehlen, sich Informationen über Wildkräuter, die fälschlicherweise meist als Unkräuter bezeichnet werden, zu beschaffen. In vielen Orten werden bereits Wildkräuterwanderungen angeboten, um die Heilpflanzen in der näheren Umgebung kennenzulernen.
Rohkost ist Heilnahrung. Es gibt wunderbare geschmackvolle Rohkostgerichte, sogar leckere Rohkosttorten. Rohkostcrackers schmecken besser als so manches Brot.

Die besten Rohkost-Rezepte findet man im Buch von
Dr. med. John Switzer
Heilkräftige Wildkräuter-Vitalkost-Rezepte
Ayurveda Health & Beauty Verlag

Gesundheit ist aber viel mehr als nur eine körperliche Angelegenheit. Es geht um ganzheitliche Gesundheit für Körper, Seele und Geist, und ist nicht nur eine Frage der "gesunden" Ernährung.

Was nützt es, wenn du deinem Körper all die gesunden Dinge zuführst, aber deine Seele und deinen Geist jeden Tag mit Informationen fütterst, die krank machen? Das Angebot dieser "krank machenden Dinge" in TV und Medien ist nicht zu übersehen. Manches mag interessant sein, aber sicher nicht gesund.

Noch immer gilt: „Wie du säst so wirst du ernten". Ein ungesunder Lebensstil bringt Krankheit hervor.

Trink den ganzen Tag Dieselöl und schau, wie es deinem Körper am Abend geht.

Glotze den ganzen Tag Tohuwabohu im Fernsehen und deine Seele wird verrückt.

Beschäftige dich mit allen Philosophien und sei nicht verwundert, wenn dein Geist krank wird.

Die WHO definiert daher Gesundheit nicht als Abwesenheit von Krankheit und Behinderung, sondern als einen Zustand vollständigen physischen, geistigen und sozialen Wohlbefindens.

Heilung auf seelischer Ebene

Sich seelisch gesund denken ist schwierig, wenn Schmerzen, Symptome und Diagnosen dagegensprechen. Der Schmerz schreit sehr laut und ist nicht zu überhören. Da bedarf es einer starken Willenskraft der Seele, um den Schmerz ausblenden und ignorieren zu können.

Spitzensportler besitzen eine starke Willenskraft. Nicht jeder kann sich im Training quälen. Der US-Amerikanische Radprofi Lance Armstrong erkrankte 1996 an Hodenkrebs im fortgeschrittenen Stadium mit Lymphknotenmetastasen. Er besiegte den Krebs mit Willenskraft und wurde später noch 7-facher Tour de France Sieger. Obwohl Armstrong nach der Chemotherapie für unfruchtbar gehalten wurde, zeugte er auf natürlichem Weg zwei Kinder.

Psychosomatische Krankheiten zeigen den Zusammenhang zwischen Seele und Körper. Es gibt aktuelle wissenschaftliche Erkenntnisse, dass es Zusammenhänge zwischen den Gedanken des Menschen, seinem Immunsystem und dem körperlichen Zustand gibt. Unser Nervensystem ist auf das engste mit dem Immun- und Hormonsystem vernetzt. So wirkt sich unser Denken positiv oder negativ auf die Zellen und Organe aus. Ein gesundes Blut bedeutet ein gesundes Immunsystem. Die Lebenskraft des Fleisches sitzt im Blut (**3.Mose 17.11**). Positives Denken fördert unsere Gesundheit, wir können uns gesund denken. Denken ist eine geistige Vorstellungskraft die entsprechende Ergebnisse erzielt. Imagination verbunden mit positiven Gefühlen ist noch wirksamer.

Forschungen zeigen, dass das Gehirn keinen Unterschied zwischen einem wahren Ereignis und einer klaren Vorstellung kennt. Deshalb werden wir körperlich von Gedanken beeinflusst, ob sie der Wahrheit entsprechen oder nicht.
Ein brutales und nicht ernst zu nehmendes Beispiel soll diese Tatsache veranschaulichen: Wenn Eltern von der Polizei benachrichtigt werden, dass ihr Kind tödlich verunglückt ist, werden sich sofort körperliche und seelische Reaktionen einstellen, auch wenn sich unmittelbar später

herausstellt, dass diese Meldung eine Verwechslung und ein Irrtum war.
Auch bei Schauspielern zeigen sich je nach der Rolle positive oder negative Reaktionen. Die Stimmung beeinflusst unser Immunsystem. Dauerstress mit Ohnmachtsgefühl führt zu Entzündungen und Krebs.

Der größte Heilungserfolg, der **Placeboeffek**t wird von vielen Ärzten fast als Beleidigung ihrer Heilkunst empfunden. Der Placeboeffekt ist kein Hokuspokus, sondern ein nachweisbares Ereignis im Gehirn. Dabei werden verschiedene Botenstoffe in unterschiedlichen Hirnarealen freigesetzt, die Effekte im ganzen Körper auslösen können.

Wissenschaftliche Versuche mit **Akupunktu**r zeigten ähnliche Ergebnisse. Menschen, die fest an Akkupunktur glaubten, wurden an zufälligen Stellen beliebig gestochen, was eine Heilung ihres Leidens brachte. Menschen, die nicht an Akupunktur glaubten, wurden an den vorgeschriebenen Stellen richtig behandelt, was überhaupt keine Auswirkung auf ihr Leiden hatte.

Die **Homöopathie**, auf die einige schwören und die andere wieder verteufeln, weil sie den gewaltigen Umsatz der Pharmaindustrie schmälert, ist als Placebo einzuordnen. Eine halbe Milliarde Euro gaben die Deutschen 2013 für Homöopathie aus.
Das australische Gesundheitsforschungsinstitut National Health and Medical Research Council untersuchte 225 Studien zur Wirksamkeit der Homöopathie. Allerdings bewies keine davon, dass Homöopathie besser als ein Placebo wirkt. Auch wenn einige Studien berichten, dass sie wirkt, war deren Qualität nicht ausreichend.
Dass die alternativmedizinischen Produkte so beliebt sind, hat aber seine Gründe: Homöopathen widmen sich ihren Patienten sehr ausführlich. Diese intensive therapeutische Zuwendung fördert den Placebo-Effekt, die nachweislich beste Heilwirkung der Medizin. Zusätzlich wünschen sich Betroffene „Natürlichkeit" und wollen die schlimmen Nebenwirkungen der allopathischen Medikamente vermeiden, übrigens eine kluge Entscheidung.

Aber mit hohen Potenzen sollte man vorsichtig sein. Da gibt es Berichte über negative geistige Folgen.

Auch die **Alternativmedizin** der Heilpraktiker, Naturheiler, Ayurveda, TCM, Akupunktur und der unzähligen Heilsversprecher wird nie zur ganzheitlichen Medizin, wenn sie nicht Körper, Seele und Geist behandelt.

Lachen ist gesund und hilft heilen.
Was in der weltweiten Yoga-Lachbewegung propagiert wird, ist wissenschaftlich belegt: Lachen ist gut für Körper und Psyche (Seele). Die Durchblutung verbessert sich, das Immunsystem wird angekurbelt und Stress wird abgebaut. Lachen ist ein richtiges kleines Fitnessprogramm. Auch wenn es nichts zu lachen gibt, kann man grundlos lachen. Lachyoga basiert auf der Erkenntnis, dass die gesundheitlichen Effekte des Lachens auch dann erreicht werden, wenn man sich künstlich zum Lachen bringt. Der Körper kann nicht unterscheiden, ob Lachen echt oder gekünstelt ist. Aus dem künstlichen Lachen wird durch Blickkontakt und Gruppendynamik meist ein echtes.
Es gibt schon über 150 Lachclubs in Deutschland. Die Lachforschung hat ergeben, dass heute deutlich seltener gelacht wird als noch in den 50er Jahren. Während Kinder im Durchschnitt etwa 400 Mal am Tag lachen, tun Erwachsene das nur noch 15 Mal.
Gönnen sie sich Spaß und Freude. Studien zeigen, dass Lachen tatsächlich die beste Medizin ist. Es setzt eine Menge an Endorphinen frei und belebt Körper und Seele.

https://www.youtube.com/watch?v=wiU8WR7eawI

Die Bestsellerbücher von Thorwald Dethlefsen oder Rüdiger Dalke sind lustig zu lesen, aber die Zusammenhänge, Rückenschmerzen wegen zu hoher Last auf den Schultern, Knieschmerzen, weil man sich wegen zu großem Stolz nicht beugen kann, Schnupfen, weil man auf jemanden verschnupft ist usw., bringt den Kranken keine konkrete Hilfe.
Über Hypnose und Reinkarnationstherapie (**Hebräer 9.27 Und wie es dem Menschen bestimmt ist, ein einziges Mal zu sterben, worauf dann das Ge-**

richt folgt.) kommen diese Autoren und ihre Klienten meist nur mit Lügengeistern in Kontakt und sind in ihrer Scheinwelt gefangen. In der Bibel wird Sauls Besuch bei einer Totenbeschwörerin als Treulosigkeit gegenüber Gott bewertet, die ihm das Leben raubte. Wen es Reinkarnation (Wiederfleischwerdung) wirklich gibt, bietet Jesus Christus die einzige Chance aus diesem ewigen Kreislauf erlöst zu werden.

Angst, eine Kraft Satans, zieht immer nach unten. Negatives Denken verursacht Depressionen. Die mentalen Filme in unserem Kopf werden zu unserem Wegweiser in die Zukunft.
Liebe und Freude, die Kraft Gottes, ist immer heilsam.

Jede Krankheit hat aber ihre Ursache primär auf geistiger Ebene.

Heilung auf geistiger Ebene

Erst durch den Sündenfall ist Krankheit in diese Welt gekommen. Wir leben jetzt alle, ob gläubig oder ungläubig, in einer gefallenen Schöpfung, und Satan findet in der Seele und im Körper Angriffsmöglichkeiten. Das ist der Grund, warum jeder Mensch mit Krankheit und anderen Problemen konfrontiert werden kann.
Im Leben eines Christen sollte Christus regieren, dem alle Autorität im Himmel und auf der Erde gegeben ist (**Mt 28.18**). Christen sollten daher immer mehr lernen, im Glauben, in dieser Realität zu leben. Dann werden sie immer mehr erfahren, dass sie nicht von Krankheit, Umständen und Problemen beherrscht werden, sondern sie diejenigen sind, die darüber herrschen und im Sieg leben (**Röm 5.17**).
Jesus heilte oft durch Austreiben der Krankheitsgeister. Das war kein mittelalterlicher Exorzismus, sondern er hat mit wenigen Worten in Autorität den Geistern befohlen, die Menschen zu verlassen, und sie waren gesund. Diese Autorität hat Jesus denen weitergegeben, die an ihn glauben.

Schamanische Reisen sind jetzt auch bei uns modern. Aber vor Geistheilern, die nicht im Namen Jesu heilen, ist ausdrücklich zu warnen. Sie haben zwar Kraft und Symptome verschwinden. Aber ohne Beseitigung der geistigen Ursache ist keine Heilung beständig.
Es ist wichtig, der Seele, den Gedanken und Gefühlen kein Gehör zu geben. Wir haben die geistige Autorität der Seele zu befehlen, wie sie sich verhalten soll. Negative Gedanken werden immer von negativen Geistern in die Seele gegeben, die uns schaden wollen. Wir haben im Namen Jesu die Autorität diese Geister zu vertreiben.
Bibel lesen, Gebet und das Hören christlicher Predigten über Heilung und den Willen Gottes gibt den negativen Geistern keine Chance, einen Landeplatz in unserer Seele zu finden. Selbst in der Nacht sollten solche heilsamen Botschaften über Kassetten oder MP3 abgespielt werden. Sie werden dann nicht vom Verstand aufgenommen, sondern vom Geist des Menschen und sind noch wirksamer, als wenn sie nur über den Intellekt gehört werden.

Billy Smith, ein bekannter Heilungsapostel erzählte ein Erlebnis aus England. Er verteilt bei seinen Veranstaltungen immer CD`s mit Heilungsstellen aus der Bibel und ermutig die Kranken, diese CD`s so oft wie möglich zu hören, auch in der Nacht während des Schlafes. Er bekam viele Rückmeldungen, dass dadurch schwerste Krankheiten und Gebrechen verschwinden. Darauf war ein Moslem bereit, zum Christentum zu konvertieren, wenn seine alte Mutter durch das Hören dieser CD´s von ihrer Blindheit geheilt würde.
Nach einiger Zeit meldete sich dieser Moslem wieder bei ihm und berichtete von der Heilung seiner Mutter und gestand gleichzeitig, dass seine Mutter auch von der Taubheit geheilt sei, die er ihm damals verschwiegen hatte.

Zum übernatürlichen Wirken Gottes Empfehlenswertes auf youtube

https://www.youtube.com/watch?v=jUDAvn7DqRY   Jesus

https://www.youtube.com/watch?v=FTvcVaaRgRw   Frank Breido

https://www.youtube.com/watch?v=q5O565i9NJc   Billy Smith

https://www.youtube.com/watch?v=lL5sz3O8hY4   Hindu

https://www.youtube.com/watch?v=DIeKybFRlSU   Muslima

Nur ein neu geborener Geist kann Gott glauben und den im Wort Gottes verheißenen Heilszusagen vertrauen. Menschen in der Welt können dieses Vertrauen nicht aufbringen, es bedeutet für sie nur Torheit (**1.Kor 2.14**). Die übernatürliche Dimension der Heilung beginnt erst im reinen, guten Geist und bewirkt Heilungswunder.
Auf diesem Planeten sind wir von vielen schlechten Geistern umgeben, die in den Lüften herrschen. Nur der wiedergeborene Geist ist von Gott versiegelt, und Satan hat hier keinen Zutritt.

In **Gal 5.22** ist die Frucht des Geistes mit Liebe, Freude, Friede, Langmut, Freundlichkeit, Güte, Treue, Sanftmut und Selbstbeherrschung angegeben. Diese Frucht stärkt nachweislich unser Immunsystem. Wer ständig im Geist, also in der Liebe lebt, braucht keine Krankheit mehr zu fürchten. Seele und Körper sind dann automatisch gesund.
Bei Krankheit würde ich in Gewichtung und der Reihenfolge die berühmtesten Ärzte konsultieren: „Dr. Jesus", „Dr. Essen", „Dr. Bewegung", „Dr. Ruhe" und „Dr. Fröhlich".

Eine kostengünstige, nebenwirkungsfreie Medizin wird von der Pharmaindustrie mit allen Mitteln bekämpft.

Das Fundament für Heilung

Ungläubige sollten diese Grundlagen nicht überspringen. Es ist das Fundament und die Basis für jeden Heilungserfolg.
Die moderne Chirurgie leistet Gewaltiges. Sie schneidet, flickt, tauscht Organe, aber heilen kann sie nicht. Technische Labordiagnostik und Apparatemedizin bringen großartige Spitzenleistungen bei der Diagnose oder bei Verletzungen und Unfällen, aber heilen können sie nicht.
Mein Vater erzählte öfter, viele mit den schwersten Kriegsverletzungen wie er haben überlebt und die mit leichten Verletzungen sind im Lazarett gestorben. Warum?
Degenerative chronische Krankheiten und Süchte aller Art nehmen erschreckend zu. Warum bringt der Mensch seinen „inneren Schweinehund" nicht unter Kontrolle? Fragen über Fragen!
Das Schicksal würfelt nicht. Wir leben in einem Kosmos (= Ordnung auf Griechisch), wo Gesetzmäßigkeiten herrschen, die viele nicht kennen. Gott sagt schon im Alten Testament:
Hos 4.6 Mein Volk kommt um aus Mangel an Erkenntnis.
Jeder Mensch sollte wissen, wer er ist und welche Autorität er hat, sonst kommt er in dieser Welt unter die Räder.

Mensch, wer bist Du?

Auf die Frage: „Wer bist Du?", bekommt man meist eine Berufsbezeichnung oder einen Namen als Antwort. Esoterik, antike Philosophie und moderne Philosophie geben die unterschiedlichsten Definitionen vom Menschen, Geist und der Seele. Materialisten können und wollen Geist nicht begreifen. Evolutionisten sehen den Menschen, Gottes Ebenbild, als Affen, der zu viel Fleisch gefressen hat und dessen Hirn dadurch angeblich größer wurde. Über sich schlecht und minder denken, heißt aber Gott beleidigen.

Wir sind Gott ähnlich, nicht im äußeren Aussehen mit Nase und Mund, sondern im Wesen sind wir eine Nachbildung des Originals. Unabhängig vom Urteil anderer Menschen sind wir schön, seine Reproduktion. Wir sind wie Gott Geistwesen, eine mächtige Energie mit enormer Kraft. Gott schuf den Menschen als mächtigeres Wesen als die Engel, und wir repräsentieren Gott hier auf Erden.

Nur wenige Menschen realisieren, wer sie wirklich sind: **Der Mensch ist ein Geistwesen, hat eine Seele und lebt in einem Körper.** Jesus würde heute diese Trinität, Körper, Seele, Geist in einem modernen Gleichnis erklären:

Der Mensch ist Geist, das ist sein **Betriebssystem**. Hier gibt es zwei verschiedene: Das Betriebssystem vom Reich Gottes und das Betriebssystem dieser Welt. Wes Geistes Kind bist du?

Der Mensch hat eine Seele, das ist seine **Software**. Hier haben die Menschen die unterschiedlichsten Know-how-Programme laufen, die unterschiedlichsten Erfahrungsprogramme, unterschiedliche Philosophien, Denkschulen, und Gewohnheiten. Von der Software hängt es ab, was mit der Information, die wir täglich aufnehmen, geschieht. Es kommt oft vor, dass zwei Menschen den gleichen Input haben, das Gleiche sehen, lesen, hören, aber zu ganz verschiedenen Ergebnissen kommen. Das hängt von unserem Denken ab. Wie der Mensch denkt, so ist er. So wie du die Dinge siehst, so wirst du sie auch erleben. Das, was wir für normal halten, das ist auch das, was wir tun. Aber was ist wirklich normal?
Für ein wirklich erfülltes Leben ist das Betriebssystem Gottes die Grundvoraussetzung. Und trotzdem mangelt es vielen an Attraktivität und sie haben große Probleme, weil sie noch immer die falschen Soft-

wareprogramme laufen haben. Daher heißt die Herausforderung: „metanoia", Umdenken, Umprogrammieren der Software, also „Buße tun". Dann beginnt das Leben eine positive Richtung einzuschlagen.

Der Mensch lebt in einem Körper, das ist seine **Hardware**. Diese ist notwendig, damit der Geist, die Energie, sichtbar wird. Diese Energie, die Ausstrahlung oder der Output ist das, was die Menschen um uns herum erleben. Der Output entscheidet, ob wir ein erfülltes Leben führen können.

Unter **Körper** werden vor allem auch unsere Sinne, Sehen, Hören, Berühren, Geschmacks- und Geruchssinn verstanden, die zu einer irdischen Gesinnung führen, und den Menschen weltbewusst machen. Die gefallene Natur des Menschen wird nur über die Sinne regiert. Die moderne Wissenschaft weiß, dass in jeder Zelle die ganze Information des Menschen über die DNS gespeichert ist, dass jede Zelle weiß, was wir wissen. Daher ist der Gesundheitszustand unseres Körpers primär von der Seele, von unseren Emotionen und vor allem vom Geist beeinflusst. Die Medizin muss eingestehen, dass die meisten Krankheiten psychosomatisch sind.

Wenn wir von neuem geboren werden, also unser Geist durch den Glauben an Jesus Christus, durch Gott geboren wird, erfährt unser Körper nicht sofort die gleiche Verwandlung wie unser Geist. Erst bei der Entrückung wird unser Körper in einen unverweslichen Auferstehungsleib umgewandelt (**1.Kor 15.50-54**). Dann ist das volle Offenbarwerden der Erlösung sichtbar (**Röm 8.22-25**).

Die Bibel unterscheidet eindeutig die Begriffe **Körper** (Leib), **Seele** und **Geist**.

1.Thess 5.23 **Der Gott des Friedens heilige euch ganz und gar und bewahre euren Geist, eure Seele und euren Leib unversehrt, damit ihr ohne Tadel seid, wenn Jesus Christus, unser Herr, kommt.** Leider werden die Begriffe Seele und Geist ständig verwechselt und falsch interpretiert.

Die **Seele** mit ihrem Selbstbewusstsein muss durch Umdenken (metanoia) erneuert und diszipliniert werden.

Röm 12.2 Gleicht euch nicht dieser Welt an, sondern wandelt euch und erneuert euer Denken, damit ihr prüfen und erkennen könnt, was der Wille Gottes ist: was ihm gefällt, was gut und vollkommen ist.

Die Seele umfasst
- den Intellekt mit seiner Macht des Wissens
- die Gefühle mit Emotionen, Zuneigung, Wünschen und Empfindungen
- den Willen mit der Kraft zur Entscheidung

Nach dem Sündenfall war die Beziehung zu Gott über den Geist nicht mehr möglich. Die Seele mit ihrem beschränkten Wissen übernahm die Führung des Menschen. Diese irdische Seele wird von den äußeren Umständen geleitet, und wechselt sehr schnell von himmelhoch jauchzend zu Tode betrübt.

Nach der Wiedergeburt des Geistes sollte die Seele mit dem Sinn erneuert werden, sonst besteht die Gefahr, dass das Herz wieder mit alten Informationen bespielt wird und der Mensch in alte Gewohnheiten zurückfällt.

Viele Materialisten und Atheisten verleugnen die Existenz einer Seele. Sie behaupten, was sie nicht sehen, messen oder wägen können, existiert nicht. Nur in der Bibel ist die Seele genau beschrieben. Auch hier besteht eine Trinität. Verstand, Emotionen, bzw. Gefühle und Wille werden als Seele definiert. Verstand, Gefühl und Wille kann man nicht angreifen. Wenn jemand behauptet, diese Eigenschaften nicht zu besitzen, kann und will ich ihm nicht widersprechen, es sind immaterielle Begriffe.

Atheisten wissen in der Tiefe ihres Herzens, dass es Gott gibt. Sie wollen meist mit Religion nichts zu tun haben. Bei dem schrecklichen Gottesbild, das Religionen vermitteln, kann man sie als vernunftbegabter Mensch fast verstehen.

Religiöse Menschen legen Wert auf Seelsorge, Seelenheil und Errettung der Seele. Es ist aber der größte Irrtum der Religion zu glauben, die Seele lebt ewig. Nur unser Geist, der innere Mensch (nicht zu verwechseln mit Intellekt) ist unzerstörbar.

Religiöse sprechen den Tieren eine Seele ab. Aber jeder Hundebesitzer weiß, dass sein Tier etwas Verstand aufbringen kann, gewaltige Emotionen zeigen kann und auch einen eigenen Willen hat, also die Eigenschaft einer Seele aufweist. Es konnte aber noch nie nachgewiesen werden, dass Tiere eine Vorstellung von Gott haben oder dass Affen einen Altar aufbauten, um Gott anzubeten. Ob und/oder welchen Geist Tiere besitzen, können wir Menschen schwer beurteilen. Tiere werden durch den **Instinkt**(körperlich) geleitet, wir Menschen meist durch den **Intellekt**(seelisch), sollten aber durch **Intuition**(geistig) geführt werden

Wir sind nicht, wie oft irrtümlich nach **1.Mose 2.7** gemeint wird, eine lebendige Seele (Nepesch). Dieses Wort Nepesch hat viele Bedeutungen und wird in der Einheitsübersetzung richtig mit Wesen übersetzt. In **1.Mose 1.24** wird das gleiche Wort Nepesch verwendet: Dann sprach Gott: Die Erde bringe lebendige Wesen (Nepesch) hervor nach ihrer Art. Nur der Mensch ist ein unzerstörbares Geistwesen.

In der Bibel wird oft der Begriff Fleisch verwendet, wobei Fleisch die Verbindung von Körper und Seele bedeutet, vor allem das fleischliche Denken, das von der Seele gesteuerte Denken. Fleisch ist der große Gegner des Geistes. Es ist die Identifikation mit natürlichen Dingen und Erlebnissen. Es ist dann das, das mir sagt: wer ich bin, was ich kann und was ich habe. Es ist das Leben in den Sinnen.
Zum Beispiel identifiziert sich ein kleines Kind mit seinen Spielsachen und sagt, mein Auto und wehe, es nimmt mir wer dieses Auto weg. Ich bin der, der ein Auto hat.
Dieses Muster wird bei Erwachsenen immer ausgeprägter. Ich bin der, der ein Auto hat, ein Haus hat, einen schönen Beruf hat usw. Fleisch ist alles, was sich durch das Natürliche definiert und so tut, als wärst du es. Ich und meine Erfahrung, mein Wissen und was ich alles habe, ist Fleisch, ein falsches Du ohne Wert. Die Gesinnung des Fleisches ist Feindschaft gegen Gott. Fleisch braucht immer Feindschaft, um sich abzugrenzen und seinen Selbstwert zu verteidigen. Fleisch hat kein Leben in sich. Es ist tot und zerfällt zu Staub, wenn ihm der Geist entzogen wird. Dein Körper und deine Seele müssen sich einem Geist zur Verfügung stellen, damit sie mit Energie versorgt werden und leben.

Jesus weist in der Bibel sechsmal vehement darauf hin, dass wir unsere Seele verlieren oder gering achten sollen, um das Leben zu gewinnen. Joh 12.25 Wer an seinem Leben hängt, verliert es; wer aber sein Leben in dieser Welt gering achtet, wird es bewahren bis ins ewige Leben.

Die meisten Menschen nehmen bewusst oder unbewusst Geister auf, die einen schönen Anschein haben, aber Lebensqualität rauben und den Menschen letztendlich zerstören.
Aussteigen aus der fleischlichen Gesinnung ist die einzige Lösung. Jesus hat uns erlöst zu einem Leben im Geist. Geist ist im Gegensatz zu Fleisch ewige Substanz. Geist formt und bewegt die Materie.

Geist
ist immer stärker als Fleisch. Jeder kleine Geist kann den Menschen im Fleisch überwältigen. Das funktioniert nicht mit brutaler Gewalt, sondern die ganzen Gedanken und Gefühle des Menschen werden übernommen und er lebt auf einmal in einer anderen Welt, in seiner eigenen Matrix. Für diese Menschen passt alles zusammen und ist logisch, als ob es die Wahrheit wäre.

Religiöse Geister sind mächtige Geister. Sie formen verschiedene Scheinwelten, die dann als Katholizismus, Islamismus, Buddhismus, Materialismus usw. sichtbar sind.

Auch schöne, intelligente Menschen mit Minderwertigkeitskomplexen können in einer solchen Scheinwelt leben. Atheisten, Anhänger eines Fußballclubs oder irgendwelcher Ideologien, Parteien usw., leben in einer Scheinwelt. Ein Außenstehender kann dann diese Welt nicht verstehen und nicht nachvollziehen, weil er wiederum in einer anderen Realität lebt - aus der es einmal für viele ein bitteres Erwachen gibt.
Das körperliche Leben bis zur Tier- und Pflanzenwelt wird genauestens untersucht. Krankheiten, die den Körper und die Seele plagen werden erforscht. Die meisten Menschen und auch viele hochintellektuelle Wissenschaftler wissen aber nicht, was Geist bedeutet. Jedoch wenn

aus dem Körper der Geist entweicht, fällt er in sich zusammen, beginnt zu verwesen und wird wieder zu Erde.
In Schulen wird die Seele trainiert, der Intellekt, eventuell künstlerisches Empfinden und vor allem der Wille. Wir bräuchten aber so dringend Schulen für den Geist; nicht zu verwechseln mit Intellekt.

Positive Veränderung im Leben eines Menschen kommt nur, wenn er umdenkt, Autorität in der geistigen Welt einnimmt und die negativen Geister aus seinem Leben verbannt. Im Positiven funktioniert die Matrix genauso. Menschen werden vom Heiligen Geist übernommen. Er ist dann in der Lage, ihre Seele, das Denken Fühlen und Wollen positiv zu beeinflussen. Sie haben nicht das Gefühl, von Gott gesteuert zu werden, sondern sie leben in einer anderen Welt, in der Liebe, Freude und Friede herrschen. Christus übernimmt dann das Fleisch und ein neues geistliches Team ist dann ihr Mitarbeiter.
Ich, als Geistwesen, werde von meinem Körper durch diese Welt getragen. Mein Körper gibt mir die Möglichkeit, mit dieser Welt Kontakt aufzunehmen.

Wir sollen immer mehr die geistlichen Ursprungskräfte, den Heiligen Geist und die bösen Geister unterscheiden lernen. Das Wort Gottes lehrt uns diese Unterscheidung und nicht die Psychologie. Und nur das Wort Gottes hat die Kraft, uns von dem seelischen Leben und den negativen Geistern und Energien zu trennen und zu befreien.

Gott lebt seit 2000 Jahren nicht mehr in der Stiftshütte, im Tabernakel oder in der Kirche. Er möchte in unserem Körper leben und sich durch uns ausdrücken. Der Körper wiedergeborener Menschen ist jetzt der Tempel Gottes. Leider wird dieser Tempel in unserer modernen Zeit mit jedem Dreck zugemüllt. Satan möchte den Tempel Gottes mit Fettleibigkeit verderben und mit Krankheit zerstören. Aber unser Tempel sollte nicht nur frei von Krankheit, sondern dynamisch, vital und schön sein, und Wohlbefinden und Freude versprühen.

Es wird eine Zeit kommen, in der die Menschen die Verantwortung für ihren Gesundheitszustand selber übernehmen werden. Sie werden erkennen, dass sie Autorität haben, die negativen Geister, die ihre Gesundheit rauben, aus ihrem Leben zu verbannen. Auch Jesus trieb bei Heilungen den Krankheitsgeist aus dem Körper der Menschen **(Lk 4.39)**.

Geist bringt immer das hervor, was er ist. Ein ängstlicher Geist bringt Angst hervor, ein liebender Geist Liebe. Daher sagte Jesus: „An ihren Früchten werdet ihr sie erkennen". Der gute Hl. Geist ist Energie, er ist Liebe.
Gal 5.22 **Die Frucht des Geistes aber ist Liebe, Freude, Friede, Langmut, Freundlichkeit, Güte, Treue.**

3 mal 3 Aktivitäten garantieren den Heilungserfolg
physische
- die Ernährung radikal umstellen
- selber die Verantwortung für die Gesundheit übernehmen
- Nahrungsergänzungsmittel, besser Wildkräuter nehmen

emotionale
- unterdrückte Emotionen loslassen
- positive Emotionen verstärken
- sich selber lieben und annehmen

spirituelle
- die spirituelle Verbindung vertiefen
- beten und für sich beten lassen
- starke Gründe für das Leben haben

Der Mensch ist ein Geistwesen, hat eine Seele und lebt in einem Körper.

Körper: der äußere Mensch
mit den Sinnen,
Sehen, Hören,
Berühren, Geschmacks-
und Geruchssinn

Seele: Intellekt,
die Gefühle,
der Wille

Geist: der unzerstörbare,
energetische
innere Mensch

In Indien sagt keiner: „Ich gehe Spazieren", sondern der Inder sagt: „Ich nehme meinen Körper auf einen Spaziergang mit."
Und anstelle „er starb" sagt der Inder: „Der Leib eines Menschen ist gestorben."

Die **Unterscheidung der Geister**

ist kinderleicht und hat nichts Geheimnisvolles an sich.
Über die Seele (Gedanken, Gefühle und Wille) kann jeder Mensch die Geister, die ihn beherrschen, leicht erkennen. Die Gedanken und Gefühle in der Seele kommen vom Geist oder von Geistern und zeigen präzise, ob sie von Gott sind oder nicht. Denn nur Liebe, Freude, Frieden, … (**Gal 5.22**), nur das Gute kommt von Gott. Alles andere ist nicht von Gott, gleichgültig, wie es sich tarnt.
Auch Ungläubige spüren die Kraft des Heiligen Geistes. Sie fühlen sich aber im Gegensatz zu Kindern Gottes in der Gegenwart Gottes unbehaglich.

Negative Geister, die von außen kommen, merkt man schnell. Sorgen oder Ängste will jeder schnell los haben.
Geister, die sich schon längere Zeit eingenistet haben, mit denen man sich schon länger identifiziert und arrangiert hat, sind schwerer zu erkennen. Wenn sie aufgedeckt werden, fühlt man sich angegriffen und geht in Verteidigungshaltung. Aber auch hier zeigt die Reaktion der Seele, dass die Geister nicht von Gott sind. Alles, was uns emotional schwer trifft, ist ein Bereich, in dem ein falscher Geist vorherrscht. Über Scheinheiligkeit, Lüge und sich selbst betrügen kann natürlich etwas vorgetäuscht werden. Der Körper ist aber immer ehrlich, der kann nicht lügen.

Jede Krankheit, jedes Gebrechen und Unwohlsein dokumentiert einen negativen Geist im Körper.

Konfrontiere diese Geister und schmeiße sie im Namen Jesu hinaus. Nur Liebe, Freude, Friede, Freiheit, Selbstlosigkeit, Gelassenheit, Heiligkeit gehören zu uns. Echte positive Veränderung in unserem Leben kommt nur durch Einflussnahme auf die Geister, die uns bestimmen.

Einzig Jesus Christus hat alle negativen Geister überwunden, sogar den Tod. Daher kann nur Christus dem Menschen Kraft und Autorität über die negativen Geister geben.

Veränderung zum Positiven, Heilung und ein glückliches und erfolgreiches Leben wäre einfach zu verwirklichen. Es ist in uns, im von Gott geborenen Geist angelegt, meist aber von vielen Schichten schlechter Geister überdeckt. Für einen Sohn oder eine Tochter Gottes ist es einfach, mit der von Gott gegebenen Autorität, diese Schichten negativer Geister abzulegen. Mit menschlicher, seelischer Kraft alleine ist es fast unmöglich, diesen Geistern zu widerstehen.

Ein vom positiven Geist beeinflusster Mensch ist das stärkste Wesen auf diesem Planeten. Denn der hat durch seinen Körper Autorität und Handlungsfreiheit in dieser Welt. Er kann Liebe, Freude und Frieden bringen und den Himmel auf Erden verwirklichen.

Die Naturwissenschaft

erkennt schon, dass Bewusstsein (Geist) neben Raum, Zeit, Materie und Energie ein weiteres Grundelement der Welt darstellt. Sie weist damit einen Weg von der Wissenschaft zum Glauben.

Eine Vielzahl von Menschen können von Erlebnissen berichten, die nach landläufiger Meinung als übernatürlich gelten. Aus Furcht, nicht ernst genommen zu werden, verschweigen die meisten von ihnen jedoch diese Erfahrungen.

Die moderne Quantenphysik kann diese Phänomene aber immer besser verstehen und Geist beinahe physikalisch beschreiben. Das Fundament für diese atemberaubende These liefert das **quantenphysikalische Phänomen der Verschränkung**. Bereits Albert Einstein ist 1935 auf diesen seltsamen Effekt gestoßen, hat ihn aber als "spukhafte Fernwirkung" später zu den Akten gelegt.

Erst in jüngerer Zeit hat unter anderen der Wiener Quantenphysiker Professor Anton Zeilinger den experimentellen Nachweis dafür geliefert, dass dieser Effekt in der Realität tatsächlich existiert. Auch einer der renommiertesten Quantenphysiker der Gegenwart, Professor Hans-Peter Dürr, ehemaliger Leiter des Max-Planck-Instituts für Physik in München, vertritt heute die Auffassung, dass sich der Dualismus kleinster Teilchen nicht auf die subatomare Welt beschränkt, sondern vielmehr allgegenwärtig ist.

Der **Dualismus zwischen Körper und Geist** ist für ihn ebenso real wie der **Welle-Teilchen-Dualismus des Lichts**, das beide scheinbar gegensätzlichen Formen annehmen kann: elektromagnetische Welle und „körperliches" Teilchen. Seiner Auffassung nach existiert auch ein universeller Quantencode, in den die gesamte lebende und tote Materie eingebunden ist.

Eine physikalische Deutung sogenannter **Synchronizitäten**, von Zufällen, die vom Beobachter als "sinnhaft" und logisch empfunden werden, obwohl keine Kausalbeziehung vorliegt, ist damit möglich.

H. Niemz, der an der Universität Heidelberg Medizintechnik lehrt, glaubt, dass sich nach dem Tod eines Menschen der Geist mit Lichtgeschwindigkeit verabschiedet. Die Nahtodforschung lieferte die entscheidenden Impulse für seine These.

Bei einem sogenannten Sterbeerlebnis erfährt der Betroffene plötzlich das Gefühl, dass sich der Geist von seinem physischen Körper trennt, und über dem Schauplatz der Ereignisse zu schweben scheint. Nur Augenblicke später scheint sich eine Art Tunnel zu öffnen. Der Betroffene fühlt sich in den Tunnel hineingezogen und schwebt bis zu einem hellen, nicht blendenden Licht an dessen Ende.

Bei diesem "Licht am Ende des Tunnels" sieht Niemz Parallelen zu einer simulierten Reise in einem Raumschiff nahe der Lichtgeschwindigkeit. Dabei wird durch den sogenannten **Searchlight-Effekt** der Eindruck erweckt, als bewege sich alles von vorn auf den Betrachter zu. Dabei hat der Betrachter das Gefühl, durch eine dunkle Röhre hindurch eine strahlende Lichtquelle am Ende dieses fiktiven Tunnels anzusteuern.

Einen ähnlichen Effekt beobachten wir bei einer Autofahrt durch winterliches Schneegestöber.

Der heutige Stand der modernen Physik hat das alte, mechanistische Weltbild abgelöst. Und doch halten viele noch an einem längst überholten Weltbild fest. Fast so, als würden sie weiterhin den Standpunkt vertreten, die Erde sei immer noch eine Scheibe.

Niemz stellt ein Axiom auf, in welchem er behauptet: "Mit dem körperlichen Tod wird unser Geist (unser Bewusstsein) auf Lichtgeschwindigkeit beschleunigt, damit er ins Jenseits übergehen kann."
Nicolas Gisina von der Universität Genf konnte inzwischen im Experiment zeigen, dass **zwei verschränkte Photonen** mit mindestens 10.000-facher Lichtgeschwindigkeit kommunizieren. Es ist damit widerlegt, dass sich im Universum nichts schneller als mit Lichtgeschwindigkeit ausbreiten kann.

Auch Christian Hellweg ist von dem Quantenzustand des Geistes überzeugt. Der Wissenschaftler hat sich nach dem Abschluss seines Physik- und Medizinstudiums am Max-Planck-Institut für biophysikalische Chemie in Göttingen jahrelang mit der wissenschaftlichen Erforschung der Hirnfunktionen beschäftigt. Er sagte: "Die Eigenschaften des Geistigen entsprechen haargenau denjenigen Charakteristika, die die äußerst rätselhaften und wunderlichen Erscheinungen der Quantenwelt auszeichnen."

Der britische Kernphysiker und Molekularbiologe Jeremy Hayward von der Universität Cambridge veröffentlichte seine Überzeugung: "Manche durchaus noch der wissenschaftlichen Hauptströmung angehörende Wissenschaftler scheuen sich nicht mehr, offen zu sagen, dass das Bewusstsein neben Raum, Zeit, Materie und Energie eines der Grundelemente der Welt sein könnte." Er kommt zu dem Schluss, **dass das menschliche Bewusstsein möglicherweise sogar grundlegender als Materie, Raum und Zeit sei.**
Sollten sich die Thesen der Avantgarde unter den Physikern in nachfolgenden Forschungen bestätigen, dürfte dies unser Weltbild maßgeblich beeinflussen.

Die Zeit ist im Kommen, dass die Menschen entdecken, wer sie als Geist sind und welche Autorität sie haben. Sie werden immer mehr alle schlechten Geister aus ihrem Fleisch (Seele und Körper) werfen und nur mehr den guten Geist zulassen.

Der Zustand der äußeren Welt ist nur ein Spiegel der geistigen Welt. Äußere Aktivitäten, Überredung und Manipulation bringen keine wirkliche Veränderung. Eine beständige Veränderung kann nur über den Geist bewirkt werden.

Unsere äußere Welt ist nur ein Spiegel unserer geistigen Innenwelt.

Jesus Christus spricht vom **neu geborenen Geist.**

Diese neue Natur des Menschen, der gute Geist, wird durch den Glauben an das reine Wort Gottes hervorgebracht und wendet das Leben jedes Menschen zum Guten. Diese neue Natur glaubt dem Wort Gottes mehr als der Sinneserkenntnis, herrscht über die Seele und gibt ihr gute Gefühle.

1.Kor 15.45 Adam, der erste Mensch, wurde ein irdisches Lebewesen. Der letzte Adam wurde lebendigmachender Geist.

Ohne es verdient zu haben, bekamen wir die adamitische Natur vererbt. Aber auch ohne es verdient zu haben, kann seit 2000 Jahren der gefallene Geist des Menschen wieder neu geboren werden, aus Glauben an das Erlösungswerk Jesu Christi.

Die Neugeburt unseres Geistes ist für uns das wichtigste Ereignis in dieser Welt.

Es ist die Lösung für alle Probleme!

Der Einfluss Satans ist dadurch gebrochen. Er kann nur mehr die Seele des Menschen manipulieren und nicht mehr den darüber stehenden Geist.
Die Neugeburt unseres Geistes, das Empfangen des göttlichen Zoe-Lebens, ist die größte Bedrohung für die negativen geistigen Kräfte, die Lebensqualität rauben wollen und Menschen zerstören und umbringen wollen. Sie setzen jede Art von Verführung und Täuschung ein, um Menschen für diese einfache Lösung all ihrer Probleme blind zu machen.

Gleich wie die Zeugung eines Babys nicht schwierig ist, aber das Ergebnis, ein Neugeborenes, das größte Wunder darstellt, das der Mensch nie alleine vollbringen könnte, so ist auch die Neugeburt unseres Geistes noch einfacher, aber im Endeffekt das absolut größte Wunder.
Dieses geistige Wunder kommt nicht durch eine äußere Handlung zustande, sondern nur durch unseren Glauben.

Die Bibel sagt uns, wer in seinem Herzen glaubt, dass Jesus Christus der Messias ist und dass Jesus von den Toten auferstanden ist und wer Jesu Geist als seinen neuen Leiter und Herrn in sein Leben einlädt und diesen Glauben öffentlich bekennt, dessen Geist ist von neuem geboren.

Das neu geborene „Baby" im Reich Gottes sollte dann wachsen und feste Speise zu sich nehmen, bis es mündig wird und Autorität ausstrahlt. Dann erst kann es die Werke des Vaters vollbringen.
Mt 4.4 Er aber antwortete: In der Schrift heißt es: Der Mensch lebt nicht nur von Brot, sondern von jedem Wort, das aus Gottes Mund kommt.
Wenn der Geist Jesu in uns ist und wir in Jesus sind, bezeugt nach
Röm 8.16 ... der Geist selber unserem Geist, dass wir Kinder Gottes sind.
Röm 8.17 Sind wir Kinder, dann auch Erben.
Eph 1.14 Der Geist ist der erste Anteil des Erbes, das wir erhalten sollen.
1.Kor 2.11 So erkennt keiner Gott - nur der Geist Gottes.

Wer von neuem geboren ist, ist ein Kind Gottes. Gott lebt in ihm. Wir Gläubige sind sein Leib. Er gibt uns Kraft und Autorität hier auf Erden ein göttliches Leben zu führen. Wir sollen hier sein Reich repräsentieren, seine Botschafter sein und das Evangelium, die Frohe Botschaft verbreiten. Wir sollen nach **Joh 14.12 im Namen Jesu größere Werke tun, als Jesus sie getan hat.**

Nur der neugeborene Geist ermöglicht uns wieder die Gemeinschaft mit Gott und ein Gottesbewusstsein.
Theologie kann über den Intellekt, also über die Seele, Geist und damit Gott nicht erkennen.
Psalm 8.5-7 Wer ist der Mensch, dass du an ihn denkst, des Menschen Kind, dass du dich seiner annimmst? Du hast ihn nur wenig geringer gemacht als Gott, hast ihn mit Herrlichkeit und Ehre gekrönt. Du hast ihn als Menschen eingesetzt über das Werk deiner Hände, hast ihm alles zu Füßen gelegt.

Intuition kommt vom Geist und gibt uns die Möglichkeit, etwas zu wissen, ohne es durchdacht zu haben, wie es der Intellekt tut. Das Gewissen kann auch eine Stimme des Geistes sein.

Welch gewaltiges Potenzial hat der Mensch als Geistwesen.
Satan hat dieses Potenzial im Sündenfall angezapft. Kein Geist hätte auf unserem Planeten Macht, außer der Mensch gibt sie ihm. Ein Geist kann sich in dieser Welt nur durch einen Körper mit einer Seele ausdrücken. Geister sind eigentlich bedauernswerte Geschöpfe. Sie müssen sich eine Wohnstätte suchen und können jederzeit wieder aus einer schönen Wohnung hinausgeworfen werden. **Mt 8.31 Da baten ihn (Jesus) die Dämonen: wenn du uns austreibst, dann schick uns in die Schweineherde.**
Der Mensch hat als Krone der Schöpfung große Autorität und Kraft, sowohl im Positiven, wie auch im Negativen. In **Mk 16** gibt Jesus denen, die zum Glauben gekommen sind, den Auftrag, Kranken die Hände aufzulegen, damit sie gesund werden. **Mt 10.8 Heilt Kranke, weckt Tote auf, macht Aussätzige rein, treibt Dämonen aus! Umsonst habt ihr empfangen, umsonst sollt ihr geben.**

Seit dem Sündenfall entscheiden sich Menschen für die Unabhängigkeit von Gott oder sogar für die Ablehnung und Verleugnung Gottes. Wenn dann die zerstörerischen Folgen ihrer Entscheidung sichtbar werden, klagen sie: Warum kann Gott das zulassen? Aber wenn Gott die Menschen von den Folgen ihres Handelns beschützen würde, wäre die Autonomie und Würde des Menschen untergraben und die Liebe zerstört. Eine erzwungene Liebe ist keine Liebe.

Jedes Kind ist Fleisch vom Fleisch seiner Eltern, aber nicht Geist von ihrem Geist. Der göttliche Geist kann nicht vererbt werden. Er muss neu, von oben, von Gott geboren werden.
Die Anlagen des Körpers und der Seele können von den Eltern weitergegeben werden, aber nicht die geistige Person. Durch die Chromosomen wird ein Mensch bestimmt, was er hat, aber nicht wer er ist. Was alleine fortpflanzbar ist, ist der psychosomatische Teil; das körperliche und seelische Leben, aber nicht das wirkliche Leben, das göttliche Zoe-Leben.

Biologen erkennen immer mehr, dass der übliche Rassenbegriff die Unterschiede der Menschen nicht richtig beschreibt. Sie verstehen nicht, dass es seit dem Erlösungswerk Jesu Christi nur mehr zwei Menschenrassen gibt: Nachkommen Adams, die nur einmal körperlich geboren wurden und Kinder Gottes, die ein zweites Mal, von Gott, geboren wurden.

Joh 1.12 Allen aber, die ihn aufnahmen, gab er Macht Kinder Gottes zu werden, allen die an seinen Namen glauben, die nicht aus dem Blut, nicht aus dem Willen des Fleisches, nicht aus dem Willen des Mannes, sondern aus Gott geboren sind.
Joh 3.6 Was aus dem Fleisch geboren ist, das ist Fleisch; was aber aus dem Geist geboren ist, das ist Geist.
2.Kor 5.17 Wenn also jemand in Christus ist, dann ist er eine neue Schöpfung. Das Alte ist vergangen, siehe, Neues ist geworden.
Psalm 82.6 ... ihr seid Götter, ihr alle seid Söhne des Höchsten.

Wer aber nicht weiß, ob er ein Männlein oder Weiblein ist, hat Probleme. Wer nicht weiß, welches Geschlecht er hat, hat eine Identitätskrise. **1.Petr 2.9 Ihr aber seid ein auserwähltes Geschlecht, eine königliche Priesterschaft...** Viele Christen haben auch eine Identitätskrise, weil ihnen nicht bewusst ist, dass sie ein auserwähltes Geschlecht sind.

Erkenne dich selbst, und du erkennst Gott.

Wird dem Körper der Geist des Menschen entzogen, ist er tot, eine Leiche. Die Schulmedizin kann nicht erklären, warum ein Mensch vor einer Minute lebendig war, und jetzt auf einmal tot ist. Sie kann dieses Phänomen nur beobachten und dokumentieren.
Bei wirklichen Christen, die den Namen auch verdienen, passiert das Gleiche. Der alte menschliche Geist stirbt, dafür bekommen sie den Geist Christi, also den Geist Gottes. Sie sind von neuem geboren, aus Gott geboren, oder von oben geboren.

Gal 2.20 nicht mehr ich lebe, sondern Christus lebt in mir.

Das Herz

Das Herz, das zentrale Organ des äußeren Menschen hält den lebensnotwendigen Blutkreislauf in Gang. Bei Durchblutungsstörungen können Glieder unseres Körpers taub und gefühllos werden und sogar absterben. Dies hat eine starke symbolische Aussage für unser inneres geistiges Herz.
Das immaterielle Herz, das Herz des inneren Menschen, stellt die Schnittstelle zwischen äußeren und inneren Menschen, dem zentralen Wesenskern, der Natur oder dem Geist des Menschen dar. Das Herz ist die Verbindung von Geist und Seele und ist die Kommandozentrale des Menschen. Es trifft die Entscheidungen für die ganze Person und bestimmt die Richtung unseres Lebens. Es ist der Motor unseres Denkens, Fühlens und Wollens, der Ursprung aller Regungen und Überzeugungen.

In der Psychologie wurde der Begriff Herz ersatzlos gestrichen. Durch die unterschiedliche Terminologie ist die Kommunikation zwischen Psychologie und Christentum erschwert und steht unter einem erheblichen Spannungsverhältnis.

Im Volksmund ist Herz untrennbar mit Liebe, also Geist, verbunden.

Die Bibel sagt uns in **Spr 4.20-23 Mein Sohn, achte auf meine Worte, neige dein Ohr meiner Rede zu. Lass sie nicht aus den Augen, bewahre sie tief im Herzen! Denn Leben bringen sie dem, der sie findet, und Gesundheit seinem ganzen Leib.**
Mehr als alles hüte dein Herz; denn von ihm geht das Leben aus.

Alles was vom Geist kommt und in unserem Herzen ist, wird zur Realität.

Der Glaube im Kopf und Verstand ist wirkungslos. Aber er fördert den Glauben im Herzen.

Wir kreieren unsere Welt durch den Glauben, den wir in unserem Herzen haben.

Nicht die Umstände bestimmen, was in unserem Leben geschieht, sondern nur das Herz. Nicht der Teufel ist schuld, wenn in unserem Leben etwas Schlechtes passiert, sondern der Herzenszustand. Die oft missverstandene Aussage Jesu: Wer hat, dem wird gegeben und wer nicht hat, dem wird genommen, bezieht sich auf den Herzenszustand. Dein Leben ist eine Spiegelung des Zustands deines Herzens. Dein Herz ist das wahre Ich, der Ursprung deiner Emotionen.

Du kannst dich verpflichten, nur das Gute von Gott zu glauben. Dann ist die positive Verwandlung deines Herzens einfach; sie geschieht durch Gott. Gott tut alles durch unser Herz. Erfolg hängt von unserer Herzenseinstellung ab. Gott hat uns geschaffen, im Vergnügen zu leben.

Biblisches Nachsinnen und Erinnern bedeutet eine Konditionierung unseres Herzens verbunden mit positiver Assoziation über die Verheißungen Gottes. Nicht nur Gott beeinflusst unser Herz, sondern auch wir konditionieren es mit unseren Entscheidungen, etwas zu glauben oder nicht zu glauben. Besonders positive Assoziationen in Verbindung mit Sünde, sind Gift für unser Herz. Wir können unser Herz betrügen und es im Falschen gründen. Ein verkehrtes Herz kann nichts Gutes finden, es ist gesetzlich.

Im Sündenfall wurde das Herz des Menschen verdorben. Das Sprechen Gottes konnte nicht mehr wahrgenommen werden. Der Geist des Menschen degenerierte und starb. Diese gefallene, geistige Natur wurde in der Erbsünde von Generation zu Generation weitergegeben, ein unverständiges, hochmütiges und hartes Herz. **Jer 17.9 Arglistig ohnegleichen ist das Herz und unverbesserlich, wer kann es ergründen. Mt 13.15 Denn das Herz dieses Volkes ist hart geworden, und mit ihren Ohren hören sie nur schwer und ihre Augen halten sie geschlossen.**

Die Menschen haben sich gegen Gottes Wahrheit verschlossen, was sie dem Einfluss anderer geistlicher Kräfte aussetzt. Satan hat als Geistwesen Manipulationsmöglichkeiten in unserer Seele, dem Denken, Fühlen und Wollen, und kann nur so Verführung, Leid und Tod bringen.

Im Alten Testament hat Gott schon prophetisch bekannt gegeben:
Ez 11.19 Ich schenke ihnen ein anderes Herz und schenke ihnen einen neuen Geist. Ich nehme ihr Herz von Stein aus ihrer Brust und gebe ihnen ein Herz von Fleisch.
Seit 2000 Jahren, seit dem Erlösungswerk Jesu Christi auf Golgotha ist es möglich, durch eine Entscheidung unseres Herzens das göttliche Leben zu empfangen, von Gott geboren zu werden. **Röm 10.9 Denn wenn du mit deinem Mund bekennst: „Jesus ist der Herr" und in deinem Herzen glaubst, "Gott hat ihn von den Toten auferweckt", so wirst du gerettet werden."**

Wenn sich unser unverständiges Herz wieder Gott zuwendet, berührt und verwandelt es Gott. Es bekommt die Fähigkeit der Unterscheidung der Geister, die in der Atmosphäre herrschen und uns ständig beeinflussen wollen. Unser auf Gott ausgerichtetes Herz bestimmt nun, welche Gedanken und Gefühle wir zulassen. Durch richtige Entscheidungen wird das Eigenleben unsers Körpers und der Seele dem Geist untergeordnet.

Das Herz wird wieder die Begegnungsstätte des menschlichen Geistes mit dem Geist Gottes.

Göttliche Kraft und Stärke kann wieder in unser Leben fließen. Die Seele wird jetzt über das Herz vom Geist dominiert. Umstände können sich nur dadurch ändern, dass die Kraft Gottes über unser Herz durch die Seele in unseren Körper fließt. Das Herz stellt dann das Ventil dar, das die Kraft Gottes durchlässt, oder blockiert.

Die Neugeburt unseres Geistes und damit die Mitgliedschaft in der Familie Gottes erfolgt in einem Augenblick. Die Umgestaltung unserer Seele mit dem Ziel, Christus ähnlicher zu werden, ist ein Prozess. Die Erneuerung unseres Denkens, unserer Emotionen und Gefühle, unseres Wollens, die Erneuerung unseres Charakters und unserer Beziehungen, erfordert Geduld und Zeit.

Je nach Ausrichtung und Entscheidung unseres Herzens, ob Gott zugewandt oder abgewandt, entwickeln sich andere Gewichtungen zwischen Körper, Seele und Geist und damit reifen andere Früchte in unserem Leben.

Das Herz trifft die Entscheidung, nach welchem Muster oder Betriebssystem unser Leben abläuft.

1.Kor 2.14 Der irdisch gesinnte Mensch aber lässt sich nicht auf das ein, was vom Geist Gottes kommt. Torheit ist es für ihn, und er kann es nicht verstehen, weil es nur mit Hilfe des Geistes beurteilt werden kann.
Hier steht im Original physikos, was in den verschiedenen Übersetzungen mit irdischer, natürlicher, seelischer und physischer Mensch übersetzt wird. Der irdisch gesinnte Mensch steht nur unter dem Einfluss der Seele und des Körpers. Geist kann er nicht verstehen und verwechselt ihn mit Intellekt. Menschen, die nur einmal geboren sind, können nur in dieser Welt, in Körper und Seele, leben. Sie stehen unter dem Einfluss der Geister dieser Welt, die ihre Seele dominieren. Die Bibel bezeichnet dieses Herz als hart.

Erst wenn der Geist des Menschen von Gott geboren wird, eröffnet sich ein Leben im Himmel schon in dieser Welt. Gott schenkt ein neues, weiches Herz, das dann die Kraft Gottes, Liebe, Freude und Frieden aufnehmen kann. **Kol 1.13 Er hat uns der Macht der Finsternis entrissen und versetzt in das Reich seines Sohnes.**

Das Gehirn stellt als mechanischer Prozessor nur die Verbindung zwischen Seele und Körper her. Es dient als gutes Werkzeug für das irdische Leben. Für das übernatürliche Leben hat es keine Sensoren und nützt wenig.
Auf die gleiche Weise bewirkt das geistige immaterielle Herz die Verbindung zwischen Seele und Geist. Das physische Herz ist das zentrale Organ des Körpers, ohne das kein physisches Leben möglich ist. Das geistig immaterielle Herz stellt die eigentliche Persönlichkeit dar. Die Bibel unterscheidet hier zwei Arten von Herzen, einem harten und einem weichen Herzen, einem Herzen des gefallenen Menschen oder einem neuen, von Gott geschenkten Herzen.

Das Empfangen des neuen, von Gott kreierten Herzens, wäre die eigentliche Lebensaufgabe des Menschen.

Wir brauchen das Wirken Gottes in unserem Leben nicht mystifizieren. Gedanken und Gefühle wie Sorgen und Angst oder Liebe zeigen, welche Geister in unserem Leben Ausdruck gewinnen und welche Art von Herzen wir haben.

Wenn keine Frucht im Leben eines Menschen sichtbar ist, ist der Mangel an Verständnis schuld. Wobei Verständnis und Erkennen nicht vom Intellekt abhängig sind, sondern ein Produkt des Glaubens ist und mit dem Herzen zu tun hat. **<u>Spr 3.5</u> Mit ganzem Herzen vertrau auf den Herrn, bau nicht auf eigene Klugheit.** Was wir denken, welchen Dingen wir uns aussetzen welche Gedanken wir übernehmen, was wir ansehen und lesen, beeinflusst unser Herz. Du musst derjenige sein, der sein Herz überzeugt.

Für den Geist ist nur Gott bzw. Jesus Christus und der Heilige Geist zuständig. Körper und Seele werden von der Welt beeinflusst.

Für das Herz sind wir verantwortlich.

Das Herz ist unser Entscheidungszentrum, das die Kraft Gottes durchlässt oder blockiert, das die im Unterbewusstsein auf der Festplatte gespeicherten Informationen ins Bewusstsein hervorholt oder negiert.

Das geistig immaterielle Herz stellt die eigentliche Persönlichkeit des Menschen dar.

Gott abgewandtes, hartes, materialistisches Herz

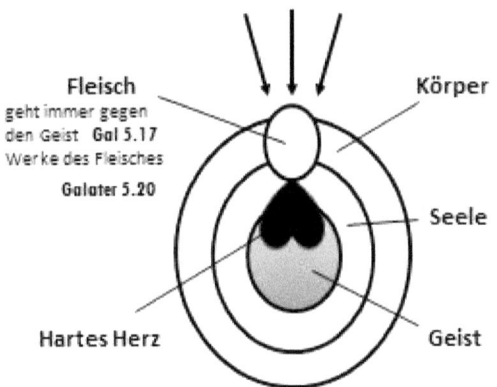

Selbstbezogenheit

Materialisten werden vom Fleisch gesteuert. Die Seele muss die Führung des Menschen übernehmen, ist dabei aber vollkommen überfordert. Die Seele, das Denken, Fühlen und Wollen wird von äußeren Umständen und den Sinnen beeinflusst. Der Geist ist vom Fleisch, bestehend aus dem Körper und der Seele, verschüttet. Materialisten leben in der Selbstbezogenheit.

Gott zugewandtes, weiches, geistiges Herz
Umpolung des Herzens durch Neugeburt unseres Geistes

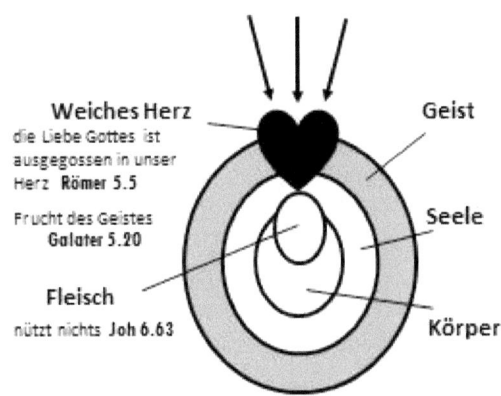

Gottbezogenheit

Der Geist wurde durch Annahme des Erlösungswerkes von Gott neu geboren. Gott schenkt ein neues Herz, das durch den Hl. Geist geführt und geleitet ist. Intuition wird wieder über den Intellekt gestellt. Die Seele wird vom Geist und nicht vom Sichtbaren, den Sinnen, beherrscht. Der Körper spiegelt den Glauben des Herzens wider.

Werksgerechtigkeit versus Glaubensgerechtigkeit

Gal 5.17 u.18 **Das Begehren des Geistes richtet sich gegen das Fleisch; beide stehen sich als Feinde gegenüber, so dass ihr nicht im Stande seid, das zu tun, was ihr wollt. Wenn ihr euch aber vom Geist führen lässt, dann steht ihr nicht unter dem Gesetz.**
Der biblische Begriff „Fleisch" bedeutet die Verbindung von Seele und Körper. Ein Leben geführt durch die Seele, durch unsere Sinne, ist ein Leben aus dem Fleisch, geleitet durch Instinkt und Intellekt. Wir sollten aber durch Intuition geleitet werden.

Zwei verschiedene Lebensphilosophien, Selbstbezogenheit (Betriebssystem der Welt) oder Gottbezogenheit (Betriebssystem Gottes), man könnte auch sagen: Werksgerechtigkeit und Glaubensgerechtigkeit, stehen einander gegenüber.

Die Werksgerechtigkeit bzw. Selbstbezogenheit steht unter dem Gesetz, den 10 Geboten, die der gefallenen Schöpfung gegeben wurden, damit sie so halbwegs überleben kann. Sie ist die Lebensphilosophie des nur einmal körperlich geborenen Menschen, der im Alten Bund, im Alten Testament, unter dem Gesetz der Sünde und des Todes (**Röm 8.3**) lebt. Aber Christus ist das Ende des Gesetzes (**Röm 10.4**) und durch Werke des Gesetzes wird keiner gerecht vor Gott (**Röm 3.20**).

Seit dem Erlösungswerk Jesu Christi können wir im Neuen Bund leben, in der Glaubensgerechtigkeit bzw. Gottbezogenheit, unter dem Gesetz des Geistes, des Lebens in Jesus Christus (**Röm 8.2**). Es zählt nicht mehr, was wir für Gott tun, sondern was Gott für uns getan hat. Er hat unseren Geist neu geboren. Wir bekommen durch den Glauben an Jesus Christus und seine Auferstehung ein neues, weiches Herz, das für das Sprechen Gottes wieder sensibel ist.
Diesem selig machenden Glauben, ohne Hinzutun von Werken, hängt immer der Geschmack des Missbrauchs der Gnade Gottes an. Aber das ist ein Missverständnis, denn die Bibel sagt eindeutig, dass nur der

Glaube von ganzem Herzen gerecht macht, und der Wert einer Handlung alleine von der Gesinnung des Handelnden, vom Herzen, abhängt.

In der berühmten Bergpredigt zeigt uns Jesus, dass nicht das äußere Erfüllen der Gebote, sondern die Herzenshaltung entscheidend ist.
Mt 5.21 ... wer aber jemand tötet, soll dem Gericht verfallen sein. 22 Ich aber sage euch: Jeder, der seinem Bruder auch nur zürnt, soll dem Gericht verfallen sein... Jesus wollte hier das Gesetz nicht zusätzlich verschärfen, sondern er zeigt uns, ohne seine Hilfe haben wir keine Chance.

Die wichtigste Tätigkeit in unserem Leben ist, unser Herz von der Wahrheit des Lebens in Christus zu überzeugen. Wir brauchen nicht Gott zu manipulieren, sondern nur unser Herz. Denn nur in Christus haben wir die Fülle des Lebens. Alles beginnt in unserem Herzen. In unserem Leben passiert nicht das was wir wollen, sondern nur das, was wir uns in unserem Herzen vorstellen können.

Bei der Wiedergeburt unseres Geistes bekommen wir ein neues Herz, d.h. einen neuen Festplattenspeicher. Der alte Speicher wurde vor allem in den ersten fünf Jahren unserer Kindheit, in der Phase des intensivsten Lernens, beschrieben. Die Herzensbildung erfolgt primär in dieser Zeit. Ich kann aber durch das Nichterneuern meines Denkens die neue Festplatte wieder mit alten Informationen bespielen. Wie du säst, so wirst du ernten, ist ein ewig gültiges Gesetz. Darum sagte Jesus: „An den Früchten werdet ihr sie erkennen. **Lk 6.45 Wovon das Herz voll ist, geht der Mund über.**

Dein Schicksal ist nicht in Stein gemeißelt und endgültig bestimmt. Du erschaffst es durch deine eigenen Gedanken, Worte und Taten. Wir haben den freien Willen. Alles was du denkst und tust kommt auf dich zurück. Dein Heute besteht aus dem, was du gestern gedacht, gesagt und getan hast. Und somit muss das, was du heute denkst, sagst und tust, morgen Folgen haben.

Erkenne, dass du nicht „Opfer" irgendwelcher Umstände bist, sondern dass alles, was dir geschieht, von dir selbst gesät worden ist. Du hast es

selbst in der Hand, ob dein Leben harmonisch und glücklich verläuft, oder voller Streit, Ärger und Misserfolg ist.
Unvergebenheit und Bitterkeit zerstört unser Herz und wir können von Gott nichts empfangen. Du bist für dein Leben verantwortlich. Du allein hast die Macht, jetzt in deinem Leben etwas zu verändern. Fang mit neuem Denken an. Darum sagte Jesus: Tut Buße. In der Originalsprache steht hier in der Bibel metanoia. Das heißt nicht religiös manipulierend „Bußgeld zahlen", sondern einfach „denk um".

Wenn körperliche Heilung noch nicht eintritt,

sollte kein zwanghaftes Glaubensverhalten entwickelt werden und auch keine äußeren Aktivitäten gesetzt werden, sondern zuerst der Herzenszustand und die Lebensphilosophie überprüft werden.

Sünde macht das Herz krank. Gott, die bedingungslose Liebe, verurteilt uns nicht wegen einer Sünde. Um einem Missverständnis sofort vorzubeugen möchte ich klarstellen, dass es im Neuen Bund nur mehr eine Sünde (wörtlich übersetzt = Zielverfehlung, der Schütze hat das Ziel nicht getroffen) gibt, nämlich nicht an Jesus Christus, den Messias, zu glauben. **Joh 16.9 Sünde: dass sie nicht an mich glauben;**
Gott hat durch Jesus Christus das Sündenproblem ein für alle Mal gelöst. Nur unser Gewissen klagt uns an und wir möchten uns wie Adam vor Gott verstecken und vor ihm davonlaufen.

Die meisten Menschen glauben, dass Gott alles tun könnte, zweifeln aber, ob er wirklich für sie persönlich Heilung schenkt. Diese Menschenmeinung macht das Wort Gottes kraftlos.
Biblischer Glaube sagt, Gott hat schon alles getan. Er ist größer als jedes Problem. Wir müssen nur unseren Unglauben loswerden.

Röm 1.21 **Sie haben Gott erkannt, ihn aber nicht als Gott geehrt und ihm nicht gedankt. Sie verfielen in ihrem Denken der Nichtigkeit, und ihr unverständiges Herz wurde verfinstert**, zeigt uns, warum Menschen in der Welt keine Wunder empfangen.
Ein verfinstertes Herz hat eine negative, verwirrte Vorstellungskraft.

Unsere Glaubensvorstellungen werden zur Realität. Was wir für wahr halten, wird zur Wirklichkeit, im Positiven, wie im Negativen.

Deine Vorstellungskraft ist eine geistige Gebärmutter, sie ist der schöpferische Teil in dir. Interessanterweise heißt im Englischen Gebärmutter: Matrix. Du musst Dinge in deinem Herzen sehen, bevor sie real in dein Leben kommen. Nur wenn du etwas in deiner Vorstellungskraft siehst, kannst du es erfahren.
Dein Leben nimmt die Richtung an, die du dir innerlich vorstellst. Du hast es in der Hand, ob deine Vorstellung für dich oder gegen dich arbeitet. Das Sehen im Glauben ist wichtiger, als das Sehen mit den Augen und mit all deinen Sinnesorganen.

1. Du gibst Gott die Ehre, indem du glaubst, was Gott in der Bibel gesagt hat und seinem Wort den größten Stellenwert einräumst.

2. Sei dankbar und konzentriere dich auf das Positive, was Gott in deinem Leben getan hat, und nicht auf das Negative, das von Satan kommt. Alle religiösen Führer der Welt sind tot. Mein Erlöser, Jesus Christus, lebt. Er tut auch heute noch Wunder.

3. Denken ist auch die Fähigkeit mit der seelischen Komponente unseres Herzens zu sehen. Es bedeutet mit Vorstellungskraft zu arbeiten. Z.B. kannst du die Anzahl der Türen in deiner Wohnung in deiner Vorstellung zählen, ohne dass du wirklich durch die Wohnung gehst. Wer ein gegenständliches Wort liest, hat sofort ein Bild vor Augen und nicht die Buchstaben. Beim Wort „Hund" können die verschiedensten Bilder vom Schoßhund bis zur Bestie erscheinen. Bei abstrakten Wörtern wie Gott, ist die Streuung noch viel größer.

Der Höhepunkt ist aber das Geheimnis, das am Ende der Zeiten geoffenbart wird: „Christus in uns" (**Koll. 1.27**). **Gal. 2.20 Nicht mehr ich lebe sondern Christus lebt in mir.** Wenn Jesus in unserem Haus, dem Körper, Wohnung genommen hat, wird unsere Ausstrahlung göttlich. Jesus schaut aus unseren Augen heraus.

Gott hat uns in Jesus alles geschenkt: seine Gerechtigkeit, seine Gesundheit, seine Liebe, seinen Frieden, seine Freude und seinen Überfluss. Es liegt an uns, Gottes Geschenke, die bereits in uns sind, anzunehmen und darin zu leben.
Unsere Gefühle und die Sinne können dabei im Wege stehen. Sie produzieren Zweifel und Ängste, weil unsere fünf Sinne und unsere Gefühle nur die Umstände wahrnehmen, aber nicht erkennen können, was uns Gott in Jesus geschenkt hat.
Die Erkenntnis darüber, welche Geschenke in uns sind, ist der Schlüssel, sie zu empfangen.

Die Menschen möchten schon Wunder erfahren. Nur die Masse der Menschen sieht immer das Negative. Sie stellen sich vor, dass diese Krankheit sie nie verlassen wird. Sie denken das Schlimmste, wenn sie Gott nicht ehren und ihm nicht danken. Ihre Vorstellungskraft arbeitet unbewusst gegen sie.

Wenn Du Gott ehrst und ihm dankst, wird deine Vorstellungskraft automatisch positiv. Wenn du Jesus nicht kennst, und sein Geist nicht in dir lebt, kannst du diese positive, göttliche Vorstellungskraft nicht haben. Wenn du Gott nicht ehrst und ihm nicht dankbar bist, wird deine

Vorstellungskraft verdorben und du kannst Gott nicht erleben, weil dein Herz verfinstert ist. Du bist wie abgeschnitten von Gott.
Einzige Lösung deines Problems ist, gehe zurück zu Punkt 1, 2 und 3.
Wer den Aussagen der Bibel vertrauen kann, braucht sie nicht zu relativieren; der hat es geschafft. Nicht mehr ich lebe, sondern Christus lebt in mir. Ich bin eins mit dem allmächtigen Gott, Teilhaber an der Natur Gottes. Ich bin in ihm neu geschaffen. Nichts kann mich von ihm trennen. Aus meinem Inneren strömt göttliches Leben. Das ist keine Blasphemie, sondern das Wort Gottes.

Wenn aus dem Wissen Bewusstsein wird, kann es nicht sein, dass eine Zelle meines Körpers krank bleibt. Ich kann ein übernatürliches Leben führen. Ich brauche nichts und niemanden zu fürchten. Wer kann gegen mich sein, wenn Gott für mich ist? In Christus herrsche ich über jeden Geist, über meine Seele und meinen Körper. Als Sohn oder Tochter Gottes bin ich frei, gerechtfertigt und niemand kann mich anklagen. Mein himmlischer Vater liebt mich bedingungslos. Ich bin geführt durch den Heiligen Geist.
Geleitet vom Heiligen Geist zu sein bedeutet nicht, Stimmen zu hören oder Visionen zu haben. Wer Stimmen hört braucht einen Arzt! Menschen der Welt hören auch keine Stimmen, und sind trotzdem ständig vom Teufel geleitet. Geleitet vom Geist zu sein bedeutet, von einer anderen Energie übernommen zu sein als vorher. Auch der Teufel hat vorher nicht ständig zu dir gesprochen, sondern du warst von seiner Energie geleitet, von Minderwertigkeit, Menschenfurcht, Sorge, Neid, Eifersucht, Angst usw.
Röm 5.5 ... die Liebe Gottes ist ausgegossen in unsere Herzen durch den Heiligen Geist.

Liebe, Glaube und **Geduld** bringen die positive Veränderung. Das Erfüllen religiöser Gesetze, ist das Gegenteil von Liebe und bringt dir nichts. Du kannst dich zurücklehnen, entspannen und dem Geist vertrauen. Die neue Energie der Liebe, der Heilige Geist, lässt dich vertrauen, dass du ein Kind Gottes bist, und dass du von Gott geführt bist, auch wenn du es noch nicht bewusst erlebst. Liebe, Geduld, Freude, Heilung und Gesundheit wachsen als Frucht und kommen selber hervor. Jede Frucht braucht etwas Zeit zum Wachstum.

MENSCH, wer bist du

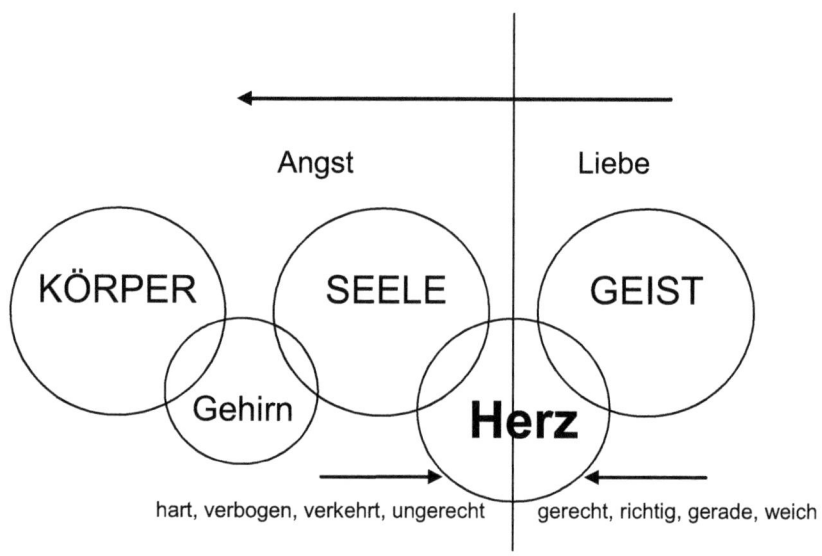

5 Sinne	Verstand (Denken, Worte, Konzepte)	Gott
Zellen	Gefühl	Heiland
DNS	Wille	Hl. Geist

Gedanken und Gefühle
zeigen, von welchen
Geistern man beeinflusst ist

Das Leben

Anthropologen sind sich einig, ohne Schöpfer ist Leben nicht vorstellbar. Genau definierbar ist Leben bislang nicht. Meist verwendet man zur Definition von Leben eine mehr oder weniger lange Liste von Merkmalen, zu denen in aller Regel die Fähigkeiten der Replikation, der Reaktion auf Stimuli und der Reparatur von Schäden gehören.
Alle bekannten Lebensformen, von Bakterien und Pilzen über Pflanzen bis hin zu Tieren und Menschen, verwenden ausnahmslos den gleichen, universell gültigen genetischen Code und erzeugen aus den gleichen chemischen Bausteinen, nämlich vier Nukleotiden und ca. 20 Aminosäuren, die für irdisches Leben typischen Proteine und Nukleinsäuren. Die Behauptung, „Künstliches Leben geschaffen" ist total irreführend, weil unsere hoch entwickelte Wissenschaft weder weiß, was Leben ist und noch nie Leben geschaffen, sondern nur bestehendes Leben dupliziert hat.

Pasteur behauptete, Leben kommt nur von Leben und dieses Axiom konnte noch nie widerlegt werden.

Es gibt keine Theorie und keinen einzigen praktischen Beweis für die Biogenese der Evolution. Leben ist Geist und kann vom Verstand nicht erfasst und erklärt werden. Die Evolutionslehre ist eine unbewiesene Hypothese, jedes Postulat der Evolutionisten wird durch rationale Fakten widerlegt. Moderne Erkenntnisse der Physik, Chemie, Informatik, Molekularbiologie, Molekularchemie, Genetik und Ontogenese sagen eindeutig: Evolution ist im Rahmen der Naturwissenschaft nicht möglich. Evolution ist eine Philosophie oder Ersatzreligion.
Jeder kann die verschiedenen Lebensformen in dieser Welt beobachten, z.B. Pflanzen, Tiere und Menschen. Wenn wir nur den Menschen

betrachten, gibt es auch hier noch verschiedene Ausformungen des Lebens.

Das Neue Testament wurde in der damaligen Weltsprache griechisch geschrieben. Im Griechischen stehen für den Begriff Leben drei verschiedene Wörter mit vollkommen unterschiedlicher Bedeutung: Bios, Psyche und Zoe.

In der deutschen Übersetzung der Bibel wird für diese drei unterschiedlichen Bedeutungen nur das eine Wort Leben verwendet und damit der ursprüngliche Sinn verdreht.

--**Bios** bedeutet das körperliche Leben. Wir können dieses Leben in seinen unterschiedlichsten Ausformungen beobachten. Evolution betrachtet nur die Hülle des Menschen, den Körper, und glaubt, sich mit dem Leben zu beschäftigen. Nur wenn der Geist des Menschen den Körper verlässt, ist der äußere Mensch tot und wird wieder zu Staub.

--**Psyche**, das seelische Leben kann wie Bios gesund oder krank, stark oder schwach sein, hat aber mit dem wahren Zoe-Leben nichts zu tun. Das seelische Leben ist für die Evolutionisten kein Thema, es ist für sie im wahrsten Sinne der Bedeutung unbegreiflich. Viele Menschen sprechen von Lebensqualität, wissen aber nicht, was Leben bedeutet. Sie besitzen höchstens Existier- oder Vegetierqualität. Die 5 Sinne müssen ständig angeregt werden, damit das Gehirn Endorphine, die Glückshormone des Körpers ausschüttet. Es wird für einen Moment Vergnügen bereiten, doch es entfremdet uns von der Quelle des Lebens, Christus in uns. Menschen in der Welt können das wirkliche Leben nicht begreifen. Darum sagt Jesus in **Lk 17.33 Wer sein Seelenleben** (im Originaltext: psyche) **zu bewahren sucht, wird es verlieren; wer es dagegen verliert, wird es gewinnen.**

Jesus sagte aber In **Joh 10.10 Ich bin gekommen, damit sie das Leben haben und es in der Fülle haben.** Und das war für die Menschen damals klar

verständlich. Für jeden, im Originaltext oder in der Interlinear-Übersetzung nachprüfbar steht in Johannes 10.10 für Leben „Zoe". Dieses wirkliche Leben, Jesus Christus, interessiert leider nur wenige.
Unser Leben ist kein Zufallsprodukt, sondern wird vom Geist bestimmt. Unsere Entscheidung ist es, ob wir uns vom Willen der Seele oder vom neuen Herzen, unserem neuen Entscheidungszentrum, leiten lassen. Das ist die wichtigste Entscheidung in unserem Leben. **Jeder ist für die Qualität seines Lebens selber verantwortlich.**

Motivation, Inspiration und Ermutigung sind Nahrung für die Seele und den Geist. Genauso wie bei der Nahrung für den Körper reicht es nicht aus, sich nur einmal oder nur einmal wöchentlich zu ernähren. Wenn du ein kraftvolles, gesundes und erfolgreiches Leben führen möchtest, brauchst du für diese Nahrungsaufnahme eine tägliche Routine.

--Das **Zoe**-Leben, das göttliche Leben ist vor 2000 Jahren wieder in diese Welt gekommen. Zoe ist das göttliche Leben, das Adam vor dem Sündenfall in Beziehung mit Gott lebte. Ein Leben in Gesundheit, Freude, Wohlstand, das ewig dauert. Ein Leben mit höchster Qualität und Quantität, so wie Gott hier auf Erden leben würde. Dieses Leben ist frei und spontan und wird von keinem Gesetz unterdrückt.
Alles andere ist kein Leben. Das fleischliche, seelisch körperliche Leben bedeutet, nur zu existieren und zu vegetieren. Leben ist Gott, Liebe, Geist und Kraft.
Als im Sündenfall der Geist Adams starb (**Röm 6.23 Der Sünde Sold ist der Tod**), wurde Adam auf das Bios- und Psyche-Leben reduziert. Er lebte aber körperlich noch fast 1000 Jahre.

Die Vertreibung aus dem Paradies, Zerstreuung nach dem Turmbau zu Babel und die Sintflut ließen den Menschen degenerieren und sich nicht höher entwickeln. Nach dem Abregnen des strahlenschützenden Wasserdampfgürtels um die Erde wurde die Zelle durch radioaktive Strahlung aus dem Weltall immer mehr geschädigt und das Alter der Menschen nahm kontinuierlich ab. Vor der Sintflut erreichten die ers-

ten 10 Generationen etwa je 950 Jahre. Sem der Sohn Nohas wurde nur mehr 600 Jahre, Selah 430, Peleg 230, Abraham 175, Jakob 147 und Mose 120 Jahre.
Seit Adams Sünde muss die Seele die Menschen führen, da der Geist, der mit Gott kommunizieren kann, tot ist. Aber die Seele ist bis heute ohne Leitung durch den göttlichen Geist mit der Führung des Menschen total überfordert.

Das Problem ist, dass Satan und seine negativen Geister einen Landeplatz in unserem Fleisch = Bios (Körper) und Psyche (Seele) vorfinden. Die stärkste Seele kann dem schwächsten Geist nicht widerstehen. Das Ergebnis wird uns ständig in den Medien mit den Bildern aus der ganzen Welt vorgeführt. Der Humanismus, Bios und Psyche ohne Zoe ist die Wurzel jedes Problems.

Die Seele ist mit der Führung des Menschen total überfordert.

Der stärkste negative Geist hat aber keine Chance gegen Christus. Nur wer vom guten Geist geführt wird, kann Gutes hervorbringen. Sonst muss jeder, wie Paulus, eingestehen**: Röm 7.18+19 Ich weiß, dass in mir, das heißt in meinem Fleisch, nichts Gutes wohnt; das Wollen ist bei mir vorhanden, aber ich mag das Gute nicht zu verwirklichen. Denn ich tue nicht das Gute, das ich will, sondern das Böse, das ich nicht will.**
Gott sagt nicht, ich bin die Liebe, die Freude, der Frieden, ich bin heilig und perfekt, und jetzt werde du so wie ich. Das ist der Weg der Religion, von außen nach innen, der nur Scheinheiligkeit hervorbringt.
Gott sagt aber, wenn du Jesus Christus als deinen Herrn annimmst, schenke ich dir eine neue Lebensform. Ich pflanze sie in dich hinein. Dein inneres Wesen ist dann ein Teil von mir.

Joh 1.12 Allen aber, die ihn aufnahmen, gab er Macht Kinder Gottes zu werden.
Unsere Glaubensvorstellungen werden zur Realität. Die Veränderung kommt dann automatisch von innen nach außen. Du bist dann auf der Sonnenseite des Lebens, unsterblich, voll göttlichem Leben in höchster Qualität und Quantität. Dir kann nichts und niemand schaden, du hast es geschafft.

Wie weit wir dieses göttliche Leben hier schon ausleben, liegt in unserer Verantwortung, wie weit wir es schaffen umzudenken.
Jesus sagt in der Bibel oft „metanoia", was mit umdenken, umkehren, Sinneswandel vollziehen, übersetzt werden muss. Jesus meinte immer nur: denk um. Leider hat dieses Wort durch die Kirche eine andere Bedeutung erfahren, wie „Strafe zahlen", was aber von Jesus nie beabsichtigt war. Metamorphose, z.B. die schöne Verwandlung der Raupe zum Schmetterling, gehört zum gleichen Wortstamm wie metanoia.

Röm 12.2 Gleicht euch nicht dieser Welt an, sondern wandelt euch und erneuert euer Denken, damit ihr prüfen und erkennen könnt, was der Wille Gottes ist: was ihm gefällt, was gut und vollkommen ist.
Eph 4.23... ändert euer früheres Leben und erneuert euren Geist und Sinn.
2.Kor 10.4 Wir haben durch Gott die Macht Gedankenfestungen zu schleifen.
Was wir für wahr halten, wird zur Wirklichkeit, im Positiven wie im Negativen. Wir kreieren unsere Welt durch die eigenen Gedanken. Daher lebt jeder in seiner eigenen Welt, in seiner eigenen Matrix.

Eph 2.5 Gott aber, der voll Erbarmen ist, hat uns, die wir infolge der Sünde tot waren, in seiner großen Liebe, mit der er uns geliebt hat, zusammen mit Christus wieder lebendig gemacht. Das göttliche Zoe-Leben mit der höchsten Lebensqualität ist erst wieder seit zweitausend Jahren möglich, seit dem Jesus Christus unsere Schuld bezahlt, und uns auch geheiligt hat; seit dem erst kann sein Geist in uns leben.
1.Kor 6.19 Wisst ihr nicht, dass euer Leib ein Tempel des Heiligen Geistes ist.
1.Joh 5.11 Und das Zeugnis besteht darin, dass Gott uns das ewige Zoe-Leben gegeben hat; und dieses Leben ist in seinem Sohn.
1.Joh 5.12 Wer den Sohn hat, hat das Zoe-Leben; wer den Sohn Gottes nicht hat, hat das Zoe-Leben nicht.

Jeder kann sich in einer Interlinearübersetzung überzeugen, dass hier im Urtext nicht Bios oder Psyche steht, sondern Zoe.

In den Augen Gottes ist jeder tot, der kein Zoe-Leben hat.

Es gibt ein Leben vor dem Tod, das nicht durch Umstände oder Zufälle bestimmt wird, sondern nur durch unseren Glauben. Es gibt auch ein Leben nach dem Tod, das ebenfalls nur durch uns beeinflusst wird.
Wer nur einmal geboren wird, wird zweimal sterben, geistig und körperlich. Wer zweimal geboren wird, geistig und körperlich, wird nur einmal sterben, nämlich körperlich. Jesus sagt in
Joh 11.25 Ich bin die Auferstehung und das Leben. Wer an mich glaubt wird leben, auch wenn er stirbt.
Joh 5.24 Wer mein Wort hört und dem glaubt, der mich gesandt hat, hat das ewige Leben (Zoe); er kommt nicht ins Gericht, sondern ist aus dem Tod ins Leben (Zoe) hinübergegangen. Diese Verse können nur dann verstanden werden, wenn man die drei unterschiedlichen Lebensformen kennt.
1.Joh 5.20 Jesus Christus ist der wahre Gott und das ewige Leben (Zoe).
Wenn Christus, das Zoe-Leben, in uns ist, hat Krankheit keine Chance. Gott kann nicht krank sein.

1.Joh 5.12

Wer den Sohn (Christus) hat, hat das Leben; wer den Sohn Gottes nicht hat, hat das Leben nicht.

Was ist der Sinn des Lebens?

Gott sagt in **1.Mose 1.26 Dann sprach Gott: Lasst uns Menschen machen als unser Abbild, uns ähnlich.**
Der einzige Grund für die ganze Schöpfung, der einzige Grund für unser Dasein war, dass Gott mit einem Wesen, das nach seiner Art geschaffen war, auf Augenhöhe Gemeinschaft haben wollte. Als er Adam seinen Geist einhauchte, schuf sich Gott ein Wesen, ihm ähnlich. Kein anderes Lebewesen auf dieser Erde bekam von Gott seinen Geist.

Dem Menschen wurde auf diesem Planeten alle Autorität gegeben um zu herrschen und vollkommen frei zu sein. Adam war so frei, dass er sich auch gegen seinen Schöpfer wenden, den Lügen Satans glauben und vom verbotenen Baum der Erkenntnis essen konnte.

Gott musste Adam aus Liebe aus dem Paradies vertreiben, um zu verhindern, dass der Mensch noch vom Baum des Lebens essen würde und dann ewig in diesem gefallenen Zustand gefangen gewesen wäre.
Adams geistige Verbindung zu Gott wurde unterbrochen und sein Verstand, die Seele, musste die Führung in seinem Leben übernehmen, war damit aber vollkommen überfordert. Satan, ein gefallenes Geistwesen, konnte in Adams Seele hineinsprechen. **Geist ist immer stärker als die Seele und kann den Verstand dominieren.**

Die Menschen brauchten aus diesem Zustand eine Erlösung, sie konnten sich nicht selbst befreien.

Gott hat sein Vorhaben, mit dem Menschen in liebevoller Gemeinschaft zu leben, nicht verändert. Daher sandte er Jesus Christus, der sich als Opfer darbrachte, die Schuld Adams sühnte und uns heiligte, damit der Geist Gottes wieder im Menschen leben konnte.
Nicht der Mensch hat die Initiative ergriffen, sondern Gott wollte für seine bedingungslose Liebe wieder ein Gegenüber. Durch das Erlösungswerk Jesu Christi ist diese Gemeinschaft mit Gott im Geist wieder möglich (**2.Kor 5.17**) Dieses Geschenk steht allen Menschen zur Verfü-

gung, sie müssen es nur im Glauben annehmen (**Joh 3.16**). Die Annahme des Geschenkes ist einzige Bedingung oder Voraussetzung! Wir müssen dafür nichts leisten.

Nach wie vor ist der einzige Zweck unseres Daseins eine liebevolle Gemeinschaft des Menschen mit Gott und den Menschen untereinander. Daher gibt es für die, die in Christus sind, kein Gesetz mehr, keine Zwänge, nur Freiheit, Liebe, Freude, Frieden; den Himmel auf Erden.

Gott möchte, dass seine Kinder in der Welt, wo es Anfeindungen gibt, ein glückliches Leben führen.

Joh 10.10 Der Dieb kommt nur, um zu stehlen, zu schlachten und zu vernichten; ich bin gekommen, damit sie das Leben haben und es in Fülle haben.

Der Sinn des Lebens: eine liebevolle Beziehung zu Gott und den Menschen

Geistige Welt

Naturvölkern eine geistige Welt ausreden zu wollen, ist vergebens. Denn sie haben zu viele hautnahe Erfahrungen mit ihr gemacht. Nicht mit für sie unerklärlichen Naturphänomenen, sondern mit übernatürlichen Kräften in ihrem Leben, mit realen Begegnungen und persönlichen, körperlichen Ereignissen. Diese Menschen haben großen Respekt und Angst vor diesen gewaltigen Energien. Sie suchen bewusst den Kontakt mit diesen Mächten im Tanz, in der Trance, mit Drogen und möchten diese Geister durch Opfer mild stimmen und besänftigen.

Die Bibel warnt uns schon im Alten Testament nicht auf diese Geister, sondern auf Gott zu vertrauen. **1.Chr 10.13 So starb Saul wegen der Treulosigkeit, die er gegen den Herrn begangen hatte.** Er hatte das Wort des Herrn nicht befolgt und den Totengeist befragt, um Auskunft zu bekommen.

In unserer modernen Gesellschaft machen Spiritisten ähnliche Erfahrungen mit dieser geistigen Welt. Goethe schrieb in seinem Klassiker Faust: „Die Geister, die ich rief, werde ich nicht mehr los." Aufgeklärte Materialisten können und wollen mit einer geistigen Welt nichts anfangen. Sie haben keine Ahnung von den unsichtbaren geistigen Kräften, die in unserer Welt wirksam sind.

Es gibt seriöse Berichte von verschiedenen Menschen aus allen Schichten der Gesellschaft, Jung und Alt, Christen, Juden, Atheisten, arm und reich, Gläubige und Ungläubige, die an der Grenze zur Ewigkeit standen. Sie erzählen uns von einer anderen Welt, die entweder fantastisch schön oder grauenhaft war.

Voltaire wollte am Ende des Lebens wieder mit der Kirche versöhnt werden. Er schrie: „Ich muss sterben, verlassen von Gott und den Men-

schen." 2 Monate lang wurde er von Pein gequält, dass er oft in ohnmächtiger Wut gegen Gott und die Menschen tobte. Seine Krankenschwester wiederholte mehrmals, dass sie nicht um den Reichtum der ganzen Welt noch einmal einen Ungläubigen sterben sehen möchte. Es war eine Horrorszene, die jede Vorstellung übertraf.
Der große Eroberer Frankreichs, Napoleon, starb mit den Worten: „Was für ein unüberwindlicher Graben liegt zwischen meinem Elend und dem ewigen Königreich Christi."

Dwight L.Moodys letzte Worte waren, die Erde weicht und der Himmel öffnet sich vor mir. „Das ist kein Traum", sagte er zu seinem Sohn, der an seinem Bett wachte. „Es ist wunderbar, wenn das der Tod ist, so ist er süß. Das ist mein Triumph, das ist mein Krönungstag!" Und sein Gesicht strahlte.

Viele Bücher wurden auch über Nahtoderfahrungen von Menschen geschrieben, die wenige Augenblicke tot waren und wiederbelebt wurden. Z.B. über einen Blinden, der im leblosen Zustand seines Körpers alle Menschen, die um ihn standen und sich um seine Reanimation bemühten, sah. Später, als er wieder bei Bewusstsein war, konnte er diese Situation mit allen Details, auch über Farbe der Kleidung seiner Helfer, genau beschreiben. Nur war er im wiederbelebten Zustand wieder blind.
Dann wird versucht, wissenschaftlich zu beweisen, dass diese Nahtoderfahrungen nur Halluzinationen (Vorstellungen von Dingen, die nicht der Wirklichkeit entsprechen) sind, verursacht durch Störungen des Nervensystems, durch Sauerstoffmangel im Gehirn, ähnlich der Wirkung von Drogen wie LSD.
Nur diese Zeugnisse über jene Nahtoderfahrungen haben nie den Charakter von Fantasiegeschichten, sondern sind real und bestätigen immer unbestreitbare Tatsachen.
Der Tod jener, die Frieden mit ihrem Schöpfer hatten, war friedlich, frei von Angst, ruhig und voller Hoffnung, während der Tod von Ungläubigen mit Schrecken, Qualen, Angst und Verzweiflung beladen war. Etwa die Hälfte der Menschen mit solchen Sterbeerfahrungen sahen ihrer Meinung nach den Himmel, die andere Hälfte glaubte, die Hölle gese-

hen zu haben. Nicht jeder stirbt einen glücklichen Tod, wie Fr. Kübler-Ross es vorzutäuschen versuchte.

Es gibt noch eine außergewöhnliche, weltweit bekannte Geschichte von dem Leben nach dem Tod, erzählt in der Bibel und von einigen römischen Geschichtsschreibern. Darin sagt Jesus Christus nach der Auferstehung von den Toten: „Ich war tot, doch nun lebe ich in alle Ewigkeit und ich habe die Schlüssel zum Tod und zur Unterwelt."
Er erklärte auch den Sinn seiner Mission, nämlich die Menschheit vor der Hölle zu retten. Daher ist die wichtigste Aufgabe jedes Menschen, für sich persönlich zu klären: Wer war Jesus Christus und stimmen die Aussagen der Bibel.

Jesus war sicher nicht, was die meisten Menschen glauben, ein guter Mensch, Morallehrer und Sozialrevolutionär. Er war entweder das, was er von sich selbst behauptete, Gottes Sohn, der Messias, oder er war der größte Scharlatan, Lügner und Betrüger. Eine Alternative dazwischen gibt es nicht. Die Auferstehung Jesu ist das größte Wunder, oder der größte Betrug, den die Geschichte je berichtete.
Es ist interessant, dass man in der Geschichte keinen Hinweis darauf findet, dass die Gegner Jesu die Auferstehung abstritten. Trotz römischer Wachen war das Grab leer und sie konnten den Leib Christi nicht hervorbringen, noch erklären, wohin er verschwunden war.

Die Bibel, das Verfassungsgesetz des Universums, gibt uns genaue Auskunft über die geistige Welt.

Geist
ist eine Kraft oder Energie, die über der Materie steht und die Materie kreiert und verändert. Die Teilchenphysik erkennt immer kleinere Teile der Materie, die Quarks, die nur als Energie wahrnehmbar sind. Die Naturwissenschaft erkundet bereits den Zusammenhang zwischen Geist und Materie.
Geist ist für unsere Sinne unsichtbar, aber doch real erfahrbar. Der Äther ist jetzt gefüllt mit unsichtbaren Wellen und Schwingungen, mit

allen Radioprogrammen, Fernsehprogrammen, Handygesprächen und Internetinformationen. Ich brauche im Natürlichen nur den richtigen Empfänger auf Resonanz stellen, und schon wird diese Energie für unsere Sinne sichtbar und hörbar.
Die Dimension des Geistes ist für den Verstand nicht zugänglich. Der Intellekt kann sie nicht begreifen. **In die Welt des Geistes kann man nur durch Glauben eindringen**, in die negative geistige Welt durch bewusstes oder unbewusstes Vertrauen auf Satan oder seine Dämonen, in **die positive geistige Welt durch Vertrauen auf Gott und daher nur durch Vertrauen auf das Erlösungswerk Jesu Christi**.
Nur das Vertrauen führt zu einer Übernahme der eigenen Persönlichkeit durch den positiven oder negativen Geist. Durch Beobachtung oder den Verstand, können keine geistigen Erfahrungen gemacht werden. Z.B. kann ich einen negativen Geist wie Angst erst verstehen, wenn ich selbst Angst habe und nicht wenn ich Angst bei einem anderen Menschen beobachte. **Einen positiven Geist wie Jesus Christus kann ich erst erkennen, wenn ich ein Teil von ihm geworden bin und nicht durch das Studium von Jesus Christus.**

Der Geist bringt die Wahrheit Gottes nicht in den Verstand, sondern direkt in das Bewusstsein, was dann zu einem bewussten Sein führt. Was der Mensch tief in seinem Herzen glaubt, ist sein Bewusstsein. Unser geistiges Erbe können wir daher nur im Glauben annehmen.
Der Unterschied zwischen Freiheit und Unfreiheit besteht nicht in den äußeren Dingen, sondern im Denken und im Geist. Auch Friedrich Schiller schrieb: „Der Mensch ist frei geschaffen, ist frei, und würd` er in Ketten geboren."
Wir werden jede Sekunde im Leben vom Geist beeinflusst und getragen, und die meisten Menschen tun so, als gäbe es ihn nicht. Aber die Zeit kommt jetzt, dass Menschen erkennen, dass es unvernünftig ist, den Geist zu verleugnen.

Der Äther ist laut Bibel genau so voll mit **Geistern**, die uns beeinflussen wollen, uns ihre Gedanken einschießen und sich durch unseren Körper ausdrücken möchten. Wir haben die Autorität, diese Gedanken aufzunehmen oder sie ziehen zu lassen oder was noch größerer Übung

bedarf, eine Zeit lang gedankenleer zu werden. Nicht die Eurofighter beherrschen den Luftraum in unserem Land, sondern nach **Eph 2.2 ...die Geister, die in den Lüften herrschen.**
Schlechte Geister sind ständig auf der Suche nach einer Wohnstätte. Sie haben keinen Körper und brauchen ein Lebewesen, vorzugsweise einen Menschen und ein Land in dieser Welt, in dem sie ihre Verlangen und Gelüste befriedigen können. Ihr Ziel ist die Schöpfung Gottes zu vernichten. Dämonische Mächte haben die Möglichkeit, den Verstand des Menschen zu beeinflussen. Durch diesen Einfluss erscheinen dumme Handlungen attraktiv und werden dann in die Tat umgesetzt. Negative Geister respektieren den freien Willen des Menschen nicht.

Die positiven geistigen Kräfte achten die Würde und den freien Willen und die Entscheidungen des Menschen über alles. Sie kommen nur in unser Leben, wenn sie gebeten werden. Auch Gott möchte sich durch uns ausdrücken. Er möchte der Welt seine Herrlichkeit durch uns und unser Leben zeigen. Jesus sagte daher: An den Früchten werdet ihr sie erkennen.

Es gibt nur **2 geistige Systeme**, in denen wir leben und uns bewegen können. Im System der Welt, in dem Satan Herr ist, oder im System des Reiches Gottes, wo Jesus Herr ist. In der Bibel werden diese Systeme symbolisch als Baum der Erkenntnis von Gut und Böse oder Baum des Lebens bezeichnet.
Jeder kann sich selbst prüfen, in welchem System er sich bewegt:
Der Baum der Erkenntnis kann sich fromm und geistig geben und sagt uns, es reicht noch nicht ganz, du musst dich noch verbessern. Daher herrschen unterschwellig oder ganz offen Angst und Furcht.
Der Baum des Lebens sagt uns, du bist richtig, gut und heilig. Du bist ein Kind Gottes und kannst nicht mehr gerechter werden. Alles ist ein Geschenk und Gnade. Du bist von Gott geliebt und er bringt in dir die positive Veränderung hervor. Daher herrschen hier Liebe und Gemeinschaft mit Gott.

Es gibt nur **2 Mächte oder Kräfte** im geistigen Bereich. Eine will zerstören, spalten, betrügen, Lebensqualität rauben, stehlen, töten und morden, mit dem Ziel, Leid, Schmerz, Elend, Unglück und Tod zu bringen. Die andere Kraft will wiederherstellen, Lebensqualität geben, aufbauen mit dem Ziel, Liebe, Freude, Frieden, Wohlstand und Gesundheit zu bringen.

Leider drängen sich die negativen Geister penetrant in jeder Form bis hin zum Zeitgeist auf. Satan ist ein Verbrecher und handelt illegal. Er ist ein Geist und jeder kleinste dämonische Geist ist der Seele überlegen und kann nie mit seelischen Kräften besiegt werden. Einem stärkeren Geist ist es möglich, einen schwächeren zu überwinden. Jesus hat den stärksten negativen Geist, den Tod, besiegt. In seinem Geist, den er uns gegeben hat, ist uns alles möglich, und Satan kein Problem mehr. Satan ist besiegt, ein Verlierer und er kann uns nicht antasten.

Satan und seine Dämonen nutzen aber die Fehler und Schwächen des Menschen. Sie bekommen Zutritt bei Bewusstlosigkeit, Koma, emotionalen Krisen, Angst, Schuldgefühlen und Trauer. Sünde, Okkultismus und Magie laden diese Geister bewusst oder unbewusst ein.

Es gibt unsichtbare Geister, welche die Laster und Tugenden ganzer Völker prägen. Charakteristische Eigenschaften verschiedener Länder, Kriminalität, Armut, Kriege, Korruption, Religionen, aber auch Sicherheit und Wohlstand werden von Geistern bestimmt.
Geist manifestiert sich immer unmittelbar, auch physisch. Die meisten Menschen und ganze Länder sind von Satan beherrscht. Nur im Namen Jesu kann ihnen Einhalt geboten werden. Z.B. ist Homosexualität ein schmutziger Geist, der jederzeit hinausgeworfen werden kann. Dann ist der Mensch frei und geheilt, er muss es nur wollen.
Gott liebt seine Schöpfung, aber Unwissenheit und falsche Religiosität sind das Problem. Sie halten viele Menschen in der Gefangenschaft Satans. Sorge und Angst, geistige Kräfte, zerstören den Menschen. Die Dominanz der Seele, die den guten Geist nicht kennt, zieht den Menschen nach unten.
Die Welt wird von der Macht der Finsternis beherrscht und die Menschen merken es gar nicht. Die natürliche Welt wird immer durch die geistige Welt beeinflusst und geformt.

Haiti ist ein Beispiel, wie Satan bereits die Hölle auf Erden verwirklicht hat. Haiti ist zu 90 % katholisch, aber zu 100 % Voodoo. Voodoo ist ein Pakt mit dem Teufel. Menschen geraten beim Tanz in Trance, verdrehen die Augen, haben Schaum vor dem Mund, stammeln sinnlose Laute, Worte, afrikanischer Sprachen ähnlich, gehen barfuß über glühende Kohlen und tanzen auf spitzen Glasscherben. Ihr Leben wird vom Ahnenkult und Fetischismus bestimmt. Noch heute kommen Menschenopfer durch Verbrennen kleiner Kinder vor.
Menschen aus Haiti glauben: Der deutsche Voodoo, wie ihn Goethe im Faust gezeigt hat, ist stärker.

Wenn evangelikale Kirchen vor diesem Kult warnen, werden sie in aller Welt als Sekte beschimpft.

Haitis Politiker wie Papa Doc waren Diktatoren, Voodoo Priester und Spiritisten. Zur Amtseinführung wurden Voodoo-Rituale und Messen praktiziert. Papa Doc hat sich gerühmt, jedes Jahr zigtausende Menschen unbemerkt gefoltert in Gefängnissen verschwinden lassen zu können. Sein Sohn Baby Doc war nicht mehr so blutrünstig. Am 4. April 2003 wurde Voodoo unter der Regierung des vom Christentum abgefallenen katholischen Priesters Aristide zur offiziellen Religion in Haiti erhoben.
Das Nachbarland Haitis, die Dominikanische Republik, ist grün. In Haiti ist der ganze Wald gerodet, und das Land ist braun. Bei jedem Tropenregen wird Erde ins Meer geschwemmt. Der Strand verschlammt, und ehemalige Korallenriffe, die es nicht mehr gibt, sind mit Plastik zugemüllt. In der Hauptstadt Port-au-Prince waren vor dem Erdbeben die Straßen teilweise nicht passierbar wegen Berge von Müll und einer kaputten Kanalisation.
Die Lebenserwartung beträgt in Haiti 38 Jahre. 60 % der Bevölkerung kann nur mehr einmal am Tag eine Mahlzeit zu sich nehmen. 65 % der Kinder sind fehlernährt. Streitigkeiten z.B. auf dem Markt werden übertrieben wild ausgetragen, wie bei einem Veitstanz, bis die Menschen erschöpft sind und sich abreagiert haben.
Der Alltag war vor dem Erdbeben kaum noch lebbar. Haiti ist gebrandmarkt, wie früher die Sklaven gebrandmarkt wurden. Die Menschen

selbst sagen, Haiti ist ein Land der Verfluchten. Die wirkliche Hölle ist natürlich noch unbeschreiblich schrecklicher.

Der Himmel auf Erden ist nicht so ausgeprägt sichtbar. Einige Merkmale liest man in **Jes 33.5,6,24 Der Dummkopf wird nicht mehr edel genannt und der Schurke nicht mehr für vornehm gehalten ... Weisheit und Erkenntnis sind sein Reichtum ... Kein Mensch in der Stadt wird mehr sagen: Ich bin krank. Dem Volk, das in Zion wohnt, ist seine Schuld vergeben. Jes 11.6** und **Jes 65.6 Kalb und Löwe weiden zusammen. Ein kleiner Knabe kann sie hüten. Man tut nichts Böses mehr und begeht keine Verbrechen; denn das Land ist erfüllt von der Erkenntnis des Herrn, so wie das Meer mit Wasser gefüllt ist. Offb 21.3 Seht, die Wohnung Gottes unter den Menschen! Er wird in ihrer Mitte wohnen und sie werden sein Volk sein; und er, Gott, wird bei ihnen sein. Er wird alle Tränen von ihren Augen abwischen: Der Tod wird nicht mehr sein, keine Trauer, keine Klage, keine Mühsal. Denn was früher war ist vergangen.**

Im Äußeren sind für Menschen in der Welt die guten und schlechten Geister nicht deutlich unterscheidbar. Satan als Luzifer (strahlender Engel) ist ein Meister im Lügen und Betrügen. Drogen und Süchte sind ein Beispiel, wie etwas einen positiven Anschein haben kann, aber letztendlich in die größte Sklaverei führt und den Menschen umbringt. Daher ist die Fähigkeit der Unterscheidung der Geister so wichtig.

Diese unterschiedlichen Kräfte haben **2 verschiedene Stimmen**. Die eine spricht durch Angst und Hass, die andere durch Liebe, Freude und Frieden. In **2.Kor 4.4** steht, dass Satan der Gott dieser Weltzeit ist. Die Medien, Politik, Wirtschaft und Religionen bestätigen diese Tatsache täglich.

Seit 2000 Jahren gibt es nur mehr **2 Rassen von Menschen:** Nachkommen Adams, die als Kinder dieser Welt nur körperlich geboren sind und Kinder Gottes, deren Geist zusätzlich von Gott neu geboren wurde.

Geist drückt sich über die Seele aus (Verstand, Gefühle und Wille). Diese Seele sollte im Laufe des Lebens positiv geformt werden. Es kann sein, dass ein Nachkomme Adams eine disziplinierte Seele hat und nach außen ordentlich und erfolgreich erscheint, aber das ändert an seiner

Natur nichts. Es kann sein, dass ein neugeborenes Kind Gottes mit einer undisziplinierten Seele äußerlich wesentlich chaotischer erscheint, aber es bleibt von Natur aus ein Königskind mit dem Zoe-Leben und einer hoffnungsvollen Zukunft.

Es gibt auch nur mehr **2 geistige Reiche**, den Himmel und die Hölle. Katholiken beten ständig: Dein Reich komme, wie im Himmel so auf Erden. Nur Jesus sagt in der Bibel: <u>**Lk 17.21 Mein Reich ist schon mitten unter euch.**</u>

Gott wohnt im dritten **Himmel**. Jesus erklärte uns dann: Im Haus meines Vaters gibt es viele Wohnungen. Im Himmel hat nichts Böses mehr Zutritt. Er wurde gereinigt und Satan mit seinen Dämonen auf die Erde geworfen. Die Erde war und ist noch immer Schauplatz eines Kampfes zwischen zwei geistigen Mächten. Auf der Erde existieren beide geistige Welten. Wir können uns entweder für den Himmel oder die Hölle auf Erden entscheiden. Niemand verpasst den Himmel aus Versehen, sondern nur auf Grund einer freien Willensentscheidung. Mit Jesus Christus kam vor 2000 Jahren der Himmel, die göttliche Agape-Liebe, auf diese Erde. Einziger Auftrag Jesu an uns war, diese Liebe anzunehmen, auszuleben und damit die Werke Satans zu zerstören.

Esoteriker treten in die geistige Welt ein. Nach mehreren Jahren ist aber überall Zerstörung, weil das Ego mit der Eigensucht überhandnimmt und ihr Geist nicht von neuem geboren ist. Eine unerneuerte Seele ist die Hölle auf Erden. In die geistige Welt darf man nur mit Jesus Christus hineingehen, sonst ist man immer von Lügengeistern belogen und betrogen.

Auch in der **Hölle** gibt es verschiedene geistige Räume. Der <u>Hades</u> ist der Aufenthaltsort für geistig und körperlich Tote, der Aufbewahrungsort der Ungläubigen für das Endgericht. Im <u>Tartarus</u>, einer Art Hochsicherheitsgefängnis im tiefsten Bereich der Hölle, werden die gefallenen Engel festgehalten.
Der <u>Schoß Abrahams, das Paradies</u> als Aufbewahrungsstätte für die Alt

testamentlichen Heiligen existiert seit 2000 Jahren nicht mehr. Diese Heiligen sind mit Jesus Christus unmittelbar nach seinem Erlösungswerk in den Himmel aufgefahren.
Jeder Mensch existiert ewig, ob er Jesus angenommen hat oder nicht. Niemand kommt aus Versehen in die Hölle, sondern nur auf Grund der Ablehnung des Erlösungswerks Jesu Christi.

Das **Fegefeuer** ist in der Bibel nicht zu finden, existiert daher nicht und ist nur eine Erfindung der katholischen Kirche, um sich am lächerlichen Ablasshandel zu bereichern.

Nach dem noch ausständigen 1000 jährigen Friedensreich und nach dem Endgericht wird der Teufel mit seinen Anhängern in den **Feuersee** geworfen.

Spirituell ist nicht automatisch gut

Die westliche Welt wird besonders seit der Aufklärung von der Seele, dem Intellekt und dem Willen beherrscht. Auch die Religionen kennen nur Seele mit der vom Verstand beherrschten Theologie und etwas Gefühl.
Fernöstliche Religionen suchen in der Meditation noch Geist, kommen aber selten mit dem Geist Gottes in Kontakt, sondern mit negativen Geistern. Auch wenn die Menschen die Existenz Satans leugnen, wird diese Welt von Satan über seine Geister in den Lüften, die die Menschen beeinflussen, beherrscht.
Diese Geister haben Manipulationsmöglichkeiten in der Seele des Menschen. Satan als Luzifer (Lichtträger) kann die raffiniertesten Verkleidungen und Tarnungen annehmen. Seine Verführungen können für die Seele begehrenswert, schön und vorteilhaft aussehen. Nur der Geist Gottes und der von Gott wiedergeborene Geist des Menschen kann

diese Verblendungen durchschauen. Daher fürchtet Satan Menschen mit einem von Gott wiedergeborenen Geist sehr und bekämpft sie mit allen Mitteln. Er hat aber keine Chance mehr, seine Zeit ist abgelaufen, die Wahrheit lässt sich nicht mehr unterdrücken.

Ist etwas, das so schön aussieht, vom satanischen Geist in den Verstand gebracht, oder ist etwas, dass vielleicht nicht so schön aussieht, vom Geist Gottes inspiriert? Wegen der Lösung dieser Frage ist die Unterscheidung der Geister so wichtig.

<u>Materialisten</u> sitzen noch einer plumpen Lüge auf, es gäbe keine geistige Welt.
<u>Engelsanbeter</u> betrachten jedes übernatürliche Phänomen als Führung Gottes. Selbst Luzifer, der leibhaftige Satan, wird als mächtiger und einflussreicher Lichtengel angebetet.
<u>Okkultisten und Spiritisten</u> suchen bewusst nach übernatürlichen Erfahrungen ohne Unterscheidung der Quellen. Spirituell ist nicht automatisch gut. Es gibt nur einen guten Geist und viele schlechte Geister, die sich sehr gut tarnen, aber penetrant aufdrängen.
Wenn Religionen meinen, wir sollten für unser Schicksal dankbar sein, auch für Krankheit, Armut und Leid, zeigt diese Haltung einen Mangel an Unterscheidungsfähigkeit der Geister und bedeutet sogar Gotteslästerung. Danken ist eine mächtige Kraft Gottes und bringt Segen. Wir sollten aber nur für das danken, was von Gott kommt. Für die Geschenke des Teufels sollten wir nicht danken, sondern widerstehen und die Werke Satans zerstören.
<u>Religiöse</u> werden immer wieder durch die Verwechslung von Seele und Geist in die Irre geführt und erwarten sich Kraftwirkungen von geweihten Dingen wie Wasser oder Statuen. Die Bibel warnt uns aber immer wieder von toten Gegenständen Kraft zu empfangen, und bezeichnet diese Einstellung als „Götzendienst".
Je mehr Offenbarung es von Gottes Wesen in der Welt gibt, auf einem umso höheren Niveau muss Satan lügen, um die Menschen täuschen zu können. Die brutalen Machenschaften des früheren Papsttums und der katholischen Kirche kennt schon jeder. Koran und Islam mit der Verdrehung biblischer Begriffe und Wahrheiten sind für intelligente Menschen leicht durchschaubar. <u>Geistheiler</u>, <u>Free Spirit Bewegung</u>, <u>fernöst-</u>

liche Meditation bewegen sich schon auf einem höheren Niveau geistiger Täuschung.

Jesus Christus hat uns durch sein Erlösungswerk zu einer neuen Schöpfung gemacht und unseren Geist neu geboren. Er hat uns dadurch von der Irreführung durch die Seele befreit. Satan, der Gott dieser Weltzeit, der Herrscher in der Atmosphäre, kann uns seine Gedanken in unseren Verstand einschießen. **Bis diese Tatsache von den Menschen erkannt und durchschaut wird, hat der satanische Geist noch die Herrschaft in den Köpfen der Menschen, den Religionen, der Politik, Wirtschaft, Finanzwesen, Massenmedien und auch im Gesundheitswesen, Pharmakonzernen usw.**
Die häufigste Täuschung erfolgt durch die Verwechslung von Geist und Seele. Gott spricht nicht über den Intellekt, die Gefühle und das Wollen.

Sogar für Menschen, welche die Stimme Gottes, die Stimme des Geistes, nicht hören, gibt es eine einfache Hilfestellung zur Unterscheidung der Geister. **1.Joh 4.1-3 Liebe Brüder, traut nicht jedem Geist, sondern prüft die Geister, ob sie aus Gott sind; ... Daran erkennt man den Geist Gottes: Jeder Geist, der bekennt, Jesus Christus sei im Fleisch gekommen, ist aus Gott. Und jeder Geist, der Jesus nicht bekennt, ist nicht aus Gott.**

Die Verlogenheit in den Medien und die Scheingefechte gegen längst überwundene Feinde sollen von den wirklichen Gefahren ablenken.
Die Kellernazi sind nicht mehr das Problem.
Das Problem ist die Kultur des Todes in einer Spaßgesellschaft, in der ein Geist besonders effektiv Angst verbreitet, Lebensqualität raubt und mordet. Spaß und Freude sind zwei vollkommen unterschiedliche Eigenschaften. Freude ist eine Frucht des Geistes Gottes in Verbindung mit Liebe. Spaß ist die vom satanischen Geist pervertierte und verdrehte Frucht der Freude. Mit der Göttin der Vernunft hat es in Paris begonnen. Nihilismus, Neodarwinismus, Neoliberalismus, aktive Sterbehilfe und Abtreibung von über 1000 Mio. gemordeten menschlichen Lebewesen ist das satanische Ergebnis.

Religionen abschütteln, ist die zentrale Aufgabe für ein besseres Leben.

In der Religion gibt es verschiedene Level und Abstufungen, die man durch verschiedene Übungen erreichen kann. Aber ein Sohn Gottes, als innerer Mensch, ist vollkommen, so wie der Vater im Himmel vollkommen ist (**Mt 5.48**). Wer diesen Anspruch selber erfüllen will, muss scheitern und depressiv werden, weil der äußere Mensch immer Veränderungspotenzial aufweist.

Auch die Anwendung und Selbsterlösung in der christlichen Religion, die nur Unfreiheit bedeutet und Maskarade ist, muss aufhören. Denn die Frucht des Geistes zu Werken des Fleisches zu machen, ist die höchste Kunst der religiösen Verführung und nur Scheinheiligkeit.

Die Fähigkeit der Unterscheidung der Geister ist die wichtigste Eigenschaft, um die Menschheit auf ein höheres Bewusstsein zu bringen. Ein Leben in Jesus Christus ist das Ende der Knechtschaft durch Religion und negative Geister. Wobei der Begriff „Leben in Christus" austauschbar ist mit „Leben im Geist", „Leben in Gott" oder „Leben in der Liebe". Nur ein Leben in der Liebe und im Glauben an Gott bringt Freude, inneren Frieden, Langmut, Freundlichkeit, Güte, Treue, Sanftmut und Selbstbeherrschung und die Veränderung des Menschen zur göttlichen Persönlichkeit.

Jesus Christus ist die Lösung für alle Probleme.

Glaube, der in der Liebe wirksam wird

„Glauben heißt nichts wissen". Fast jeder kennt diesen dummen Spruch. Glauben heißt aber aus dem Griechischen wörtlich übersetzt: „Gott vertrauen."
Laut Bibel ist Glaube wertvoller als Gold, denn Glaube ist der Stoff, aus dem alles Sichtbare geschaffen ist. Was ich mir im Geist mit meinem Herzen vorstellen kann, wird geschehen. In **Mk 11.22 sagt Jesus: Habt den Glauben Gottes** und nicht, wie oft fälschlich übersetzt wird: **Ihr müsst Glauben an Gott haben.** Außerdem, nicht nur was ich über Gott glaube, beeinflusst mein Leben, sondern auch was ich über mich selber glaube.

Denken ist die Sprache des Verstandes, und der ist begrenzt. Glauben ist die Sprache des Geistes, und der hat keine Grenzen.
Glaube ist die Fähigkeit des Menschen sich mit etwas Höherem zu verbinden, das dann seine Welt und seine Realität wird. Das kann ein Fußballclub sein, eine Philosophie, eine Religion, eine politische Partei, Jesus Christus oder sonst irgendetwas. Die Würde des Menschen besteht darin, frei wählen zu können, womit er sich verbindet.

Jeder Mensch lebt und handelt aus seinem Glauben, auch jene, die sagen, sie glauben an nichts. Diese Personen haben nur den Glauben des Verstandes und der kann nur vermuten, ist meist mit Zweifel vermischt, und daher begrenzt.
Göttlicher Glaube ist eine Überzeugung ohne den Hauch eines geringsten Zweifels, Er lässt Gott aktiv werden. Der Mensch muss dann nicht mehr mit seiner eigenen beschränkten Kraft werken.

Der Glaube, der Berge versetzt (**Mt 21.21**), ist der kindliche Glaube, der vertraut, dass der Papa es schon richten wird. Der Glaube des Herzens bewirkt die übernatürlichen Wunder, wenn der Glaube in Liebe wirksam wird (**Gal. 5.6**). Dieser Glaube holt Übernatürliches aus der geistigen Welt und bringt es hier zur Manifestation, zur Verwirklichung. Jesus sagte immer: „Dir geschehe nach deinem Glauben" und nach Heilungswundern: "Dein Glaube hat dir geholfen."

Glaube ist eine Kraft Gottes, die erfüllt was Gott sagt und zur inneren Ruhe führt. Angst, Zweifel und Sorgen ist eine Kraft Satans, die zerstört und in Erfüllung bring wovor wir uns fürchten.

Der Verstand hat in dieser Welt seine Bedeutung, sollte aber bei den übernatürlichen Dingen Gottes ausgeschaltet werden. Der Zweifel kommt nur vom Verstand. **Jak 1.6-8 Wer bittet, soll aber voll Glauben bitten und nicht zweifeln; denn wer zweifelt, ist wie eine Welle, die vom Wind im Meer hin und her getrieben wird. Ein solcher Mensch bilde sich nicht ein, dass er vom Herrn etwas erhalten wird: Er ist ein Mann mit zwei Seelen, unbeständig auf all seinen Wegen.**
Wer sich der Theologie, die immer nur vom Verstand geleitet wird, ausliefert, wird nichts empfangen. Wer sich Jesus Christus, dem mächtigsten Geist, der uns zur Verfügung steht, dem alle Macht im Himmel und auf Erden gegeben ist, anvertraut, empfängt alles.

Glauben heißt mehr wissen.
Jeder Mensch hat entweder Glauben, der Geist hervorbringt, oder Aberglauben, der Geister aktiviert. **Röm 1.17 Der Gerechte wird aus Glauben leben.** Er zieht aus seinem Glauben eine andere Realität als Menschen, die nur das glauben, was sie sehen.

Viele Menschen sagen: „Ich kann nicht glauben". Frei übersetzt heißt aber „ich kann nicht" meist „ich will nicht". Der Glaube ist kein Zufallsprodukt.
Röm 10.16 Leider haben nicht alle diese gute Nachricht angenommen. Schon Jesaja sagt: "Herr, wer hat unserer Botschaft geglaubt?"
Röm 10.17 Der Glaube kommt also aus dem Hören der Botschaft und die Verkündigung aus dem Wort von Christus.
Es ist unsere Entscheidung, wem wir zuhören und welcher Glaube sich dann in uns entwickelt. Ob Du den ganzen Tag den Nachrichten der Welt zuhörst oder der Guten Nachricht, der Frohen Botschaft, dem Evangelium, das bestimmt deinen Glauben.

Wir hören auch immer unser eigenes Sprechen. Daher steht in der Bibel: **Spr 18.21 Tod und Leben stehen in der Macht der Zunge; wer sie liebevoll gebraucht, genießt ihre Frucht.** Wir sprechen uns das eigene Schicksal selber. Das Schicksal gestaltet sich nicht willkürlich nach Belieben. Unsere Bekenntnisse beherrschen uns. Glaubensbekenntnisse schaffen Wirklichkeiten. Glaube kommt wie Liebe als Geistige Kraft aus dem Herzen.

Gott ist bedingungslose Liebe. Wer ein falsches Gottesbild von einem strafenden Gott hat, wird nicht glauben können: **1.Petr 2.24 Er hat unsere Sünden mit seinem Leib auf das Holz des Kreuzes getragen, damit wir tot seien für die Sünden und für die Gerechtigkeit leben. Durch seine Wunden seid ihr geheilt.** Er wird sich auch keine Heilung und Gesundheit selber zusprechen.
Die optimale Basis für ein gelungenes Glaubensleben: Gott selbst lebt in jedem Gläubigen. **Gal 2.20 Nicht mehr ich lebe, sondern Christus lebt in mir.** Durch Jesu Tod am Kreuz und seine Auferstehung ist bereits jeder Kampf auf dieser Erde gewonnen. „Es ist vollbracht".
Der einzige Kampf, der jetzt noch stattfindet, ist ein Kampf des Glaubens. Glaube ich Gott, der durch Jesus in mir lebt, dass er mich bedingungslos liebt, nur das Beste für mich will und einen perfekten Plan für mein Leben hat? Vertraue ich dem Vater im Himmel, seiner bedingungslosen Liebe? Dann lebe ich Jesus und Jesus lebt mich. Der Stärkste lebt in mir. Ich kann ein glückliches, sorgenfreies Leben führen. So wird die Herrschaft Jesu Christi in unserem Leben aufgerichtet.

Viele Menschen glauben der Liebe Gottes, aber nebenbei auch noch der Seele, den Dingen, die sie sehen und erfahren. Das verhindert die Manifestation übernatürlicher Wundern in unserem Leben. Wir sehen zwar täglich vieles, was nicht von Gott kommt, aber wir sollten vertrauen, dass denen, die Gott lieben, alle Dinge zum Besten gereichen.

Der echte Glaube steht nicht gegen die Naturgesetze, sondern über den Naturgesetzen. Es gibt eine höhere Wahrheit als das Natürliche. Heilungserfolge durch das Gebet sind mehr als ein Placeboeffekt.
Der Heidelberger Medizinsoziologe Grossarath-Maticek fand aus Daten von 35 000 Personen, dass eine positive emotionale Gottesbeziehung

der wichtigste Faktor für Gesundheit und hohes Alter ist. Wer nicht glaubt, hat weniger Heilungschancen.
Jesus sagte schon vor 2000 Jahren: **Dein Glaube hat dir geholfen. (Mt 9.22, Mk 10.52, Lk7.50, 8.48, 17.19, 18.42)**
Menschen des Glaubens setzen ihre ganze Hoffnung auf Gott.

Liebe

Jeder spricht über die Liebe und fast keiner weiß, was Liebe bedeutet. Bei der Definition von Liebe herrscht in der Welt totale Verwirrung. Unter dem Wort Liebe werden durch Mythologie, Theologie und Philosophie verschiedene Inhalte verstanden. Es gibt viele verschiedene verzerrte Klischees. Auch hier gibt das Wort Gottes fundierte Auskunft.
In der deutschen Sprache klingt Liebe ähnlich wie Leben, und es gibt im Griechischen (wiederum ähnlich wie bei Leben) drei vollkommen unterschiedliche Wörter und Bedeutungen.
Die drei griechischen Wörter mit unterschiedlichen Bedeutungen sind: Eros (körperliche Liebe), Philia (seelische Liebe) und Agape (göttliche Liebe).
Viele Beziehungen zerbrechen, weil die Menschen nicht wissen, was Liebe bedeutet und weil Ehen auf ein falsches Fundament gegründet werden.

Die meisten Menschen verstehen in der heutigen Zeit unter Liebe Eros.

--**Eros** ist ein Wort für das sinnliche Verlangen. Es erscheint nicht im Neuen Testament. Satan, dem Vater der Lüge, ist es gelungen, über Kirche und Zeitgeist der Liebe, der stärksten Energie im Universum, einen anderen Inhalt zu geben. Selbst Eros wurde noch verdreht, von der Kirche verteufelt und unterdrückt, vom Zeitgeist hochgehoben, bis hin zur Pornographie und Homosexualität.
In der Mythologie wurde Eros, die erotische Liebe, schon immer flüchtig empfunden und mit Flügeln dargestellt. Moderne Menschen glau-

ben, durch neue Bekanntschaften den Eros entfachen zu können und werden immer mehr liebes- und beziehungsunfähig.

--Philia wird für Freundschaft gebraucht oder für Liebe zu Freunden. Sie ist die seelisch menschliche Liebe, gegründet auf beidseitiger Anerkennung. Sie muss gepflegt werden, denn nur wenn du gibst, bekommst du zurück. Sie baut sich ab, wenn sie nicht entgegnet wird und baut sich auf, wenn sie erwidert wird. Da es aber verschiedene seelische Liebessprachen gibt, führt diese Liebe zu den meisten Beziehungs- und Eheproblemen. Diese Liebe kann dann sogar ins Gegenteil, in Hass umschlagen und viel Leid verursachen. Philia ist selbstsüchtig, im Gegensatz zu Agape, was auch Hingabe bedeutet. Philia basiert auf beiderseitigem Vergnügen und bedeutet eine Liebe zu jemanden, der unserer Liebe würdig ist.
Beispiele: Ich liebe dich, wenn wir miteinander schlafen ...; Ich liebe dich, wenn du mich heiratest ...; Ich liebe dich, weil du so schön bist ...; Ich liebe dich, weil du mich versorgst ...; Ich liebe dich, solange du mir treu bist ...
Philia ist eine Liebe mit Bedingungen, und das bedeutet eigentlich Ablehnung und daher genau das Gegenteil von Liebe.
Wenn in der Bibel von Liebe geschrieben ist, steht fast immer Agape.

--Agape ist Gottes Liebe, die reinste und tiefste Art von Liebe, die nicht nur durch Emotionen ausgedrückt wird, sondern auf einem Willensentschluss und Glauben basiert. Gottes Natur ist Liebe, er hat nicht Liebe, genauso wie ein Holztisch nicht Holz hat, sondern aus Holz ist. Agape bedeutet die göttliche, bedingungslose Liebe, die den Menschen unabhängig von seinem Verhalten mit Hochachtung behandelt und ihn selbstlos bevorzugt. Diese Liebe ist nicht kitschig, romantisch, sondern will nur das Beste für den anderen. Daher wird Gottes Liebe sehr oft missverstanden, weil sie auch konsequent sein kann, um den Menschen vor Schlimmerem zu bewahren. Die Agape-Liebe kann kein Mensch selbst produzieren, sie kann nur als Geschenk von Gott angenommen werden. Gott will diese übernatürliche Liebe in uns durch den

Heiligen Geist hervorbringen, damit wir sie an andere weitergeben können.
Das Gegenteil von Liebe ist Angst, nicht Hass, wie die meisten vernuten.
1.Joh 4.18 Furcht ist nicht in der Liebe, sondern die vollkommene Liebe treibt die Furcht aus; denn die Furcht rechnet mit Strafe. Wer sich aber fürchtet, der ist nicht vollkommen in der Liebe. Das größte Problem bei der Krebserkrankung ist die Angst vor dem Krebs. Wer nicht glauben kann, dass sein Leben in den Händen eines liebevollen Vaters geborgen ist, kann diese Angst nicht überwinden.

Unvergebenheit, nachtragend und voll Bitterkeit zu sein, schadet nur uns selber. **Mt 6.14 Denn wenn ihr den Menschen ihre Verfehlungen vergebt, dann wird euer himmlischer Vater auch euch vergeben.** Vergebung ist der Königsweg zur Heilung. Wer bildlich gesehen jemand anderem eine Last nachträgt, belastet sich unnötig nur selber. Bitterkeit macht ungenießbar.

Gottes Liebe ist für uns im Leben Jesu sehr anschaulich dargestellt. Jesu Liebe war nicht kitschig, emotional, sondern praktisch und konsequent. Er verurteilte niemanden, vergab die Sünden, heilte Kranke, trieb Dämonen aus und befreite Menschen aus der Gefangenschaft und Bindungen Satans. Nur zu den religiösen, politischen und wirtschaftlichen Eliten war er nicht freundlich, sondern sehr heftig.

Jesu eindeutiger Auftrag an uns: **Joh 13.34 Ein neues Gebot gebe ich euch, liebt einander! Wie ich euch geliebt habe, so sollt auch ihr einander lieben. Joh 17.22,23 Ich habe ihnen die Herrlichkeit gegeben, die du mir gegeben hast, denn sie sollen eins sein, wie wir eins sind. Ich in ihnen und du in mir, so sollen sie vollendet sein in der Einheit, damit die Welt erkennt, dass du mich gesandt hast und die Meinen ebenso geliebt hast wie mich.**

Als Jesus sagte: Haltet meine Gebote, meinte er nie die zehn Gebote und das mosaische Gesetz, wie die Religion es uns einreden will, sondern Jesus erklärte immer, seine Gebote sind nicht schwer, nämlich:

1. Im Glauben, d.h. im Vertrauen an Gott leben.
2. In der Liebe leben.

Haltet meine Gebote kann auch übersetzt werden: Haltet, was ich gesagt habe. Und Jesus sagte immer: Unsere Sünden sind vergeben, wir sind gerecht, heilig, gesund, seine Freunde, Gottes Kinder, nur mehr unter Gnade und gesegnet, An dem festhalten und nicht den äußeren Umständen glauben, bedeutet seine Gebote halten und Täter des Wortes sein (**Jak 1.22**). Auch der Glaube ohne diese Werke ist tot (**Jak 2.18-26**).

Paulus beschreibt Gottes Liebe so wunderbar. Er erklärt mehrmals, Christus ist das Ende des Gesetzes, denn die Liebe ist die Erfüllung des Gesetzes. **1.Kor 13.4 Die Liebe ist langmütig, die Liebe ist gütig. Sie ereifert sich nicht, sie prahlt nicht, sie bläht sich nicht auf. 5 Sie handelt nicht ungehörig, sucht nicht ihren Vorteil, lässt sich nicht zum Zorn reizen, trägt das Böse nicht nach. 6 Sie freut sich nicht über das Unrecht, sondern freut sich an der Wahrheit. 7 Sie erträgt alles, glaubt alles, hofft alles, hält allem stand. 8 Die Liebe hört niemals auf.**
Durch Glauben, der in der Liebe wirksam wird, geschehen heute noch die gleichen Wunder wie zur apostolischen Zeit.

Es gibt einen absoluten Standard in der Welt: die stärkste Kraft, die Liebe.

Erlösung und Heilung
körperlich, seelisch, geistig

Alle Religionen haben die Erkenntnis gemeinsam, dass der gefallene Mensch den Ansprüchen Gottes nicht genügen kann. Religionen und die meisten Menschen versuchen eine Selbsterlösung aus eigener Kraft durch Erfüllen von Geboten, durch Kasteiungen, Rituale oder durch brav sein.
Andere leugnen die Existenz Gottes, um ihr Gewissen zu beruhigen.

An die Juden, das Volk des ersten Bundes, ist die Verheißung des Messias ergangen. Doch die Erlösung und der Messias haben jede menschliche Vorstellung und ihr menschlich vorstellbares Maß übertroffen. Der Messias war kein politischer Führer oder Prophet und die Erlösung war nicht nur eine Befreiung von Unterdrückung, wirtschaftlicher Not und allen Leiden, sondern **Gott selbst ist Mensch geworden und hat sein Volk vom Unterworfensein unter die Sünde und unter das Böse erlöst.** Gott hat die Wurzel des menschlichen Elends ausgerissen. Der Mensch gewordene Gott hat Satan und den Dämonen jenen Herrschaftsbereich, der ihnen durch den Sündenfall der Menschen zugefallen war, entrissen.
Und er hat es auf eine Art und Weise getan, die ebenfalls jede menschliche Vorstellung übertrifft: Er hat die Sünden der Welt auf sich genommen und ist zur Sühne unserer Sünden am Kreuz den schändlichen Tod eines Verbrechers gestorben.
Damit hat Gott den Alten Bund zur Erfüllung gebracht und er hat zugleich einen Neuen Bund gestiftet, den er nicht nur einer kleinen Gruppe, sondern jedem Menschen anbietet. Wer an Jesus Christus glaubt, wer in ihm den Sohn Gottes erkennt und wer ihn annimmt, ist gerettet und erlöst.

Die Frohe Botschaft, das Evangelium mit seinem Erlösungswerk, ist: Jesus hat uns wieder richtig gestellt. Wenn wir das im Glauben annehmen und zulassen, wird unsere eigentliche Natur, der Geist von Gott, neu geboren. Wir werden dann nicht mehr von der Seele geführt, sondern vom göttlichen Geist. Christus hat uns erlöst vom Wandel im Fleisch zu einem Leben im Geist. Jesus brachte dadurch eine neue Lebensform auf diesen Planeten, das Leben Gottes in den Menschen (**zoe**) und die göttliche Liebe (**Agape**).

Erlöst sein bedeutet: Frei zu sein von jeder Angst und Sorge. Jesus hat alles Negative auf sich genommen und uns richtig gestellt. Wir sind gerecht, alles an uns passt und niemand kann und sollte an uns etwas kritisieren. Wir sind Gottes Kinder, die er bedingungslos liebt. Wir sind erlöst aus der Herrschaft Satans.

Jes 53.5 Zu unserem Heil lag die Strafe auf ihm, durch seine Wunden sind wir geheilt. In Jesus sind wir, ohne es verdient zu haben, zur Gerechtigkeit Gottes geworden (**2.Kor 5.21**). Gott gibt uns seine Gerechtigkeit als Geschenk, und wir brauchen die Folgen des Sündenfalls nicht mehr selber tragen.

Diese Erlösung geht für viele Menschen über jede Vorstellung hinaus. Viele stoßen sich an der Grausamkeit der Kreuzigung mit seinem Blutvergießen. Wie kann Gott nur so etwas zulassen? Sie vergessen dabei ganz, dass Gott auch gerecht ist, und dass Gerechtigkeit auch Sühne fordert.
Eine Geschichte aus dem Mittelalter veranschaulicht Gottes Heilstat.
In dieser Erzählung wurde die Mutter eines strengen, unbestechlichen Dorfrichters bei einem Diebstahl ertappt. Der Richter verurteilte Angeklagte für dieses Verbrechen immer zu 39 Peitschenhieben. Alle Dorfbewohner warteten gespannt, welches Urteil der Richter gegen seine eigene Mutter aussprechen würde. Alle waren erstaunt, als der Richter auch gegen seine Mutter den gleichen Maßstab anlegte und 39 Peitschenhiebe verkündete. Aber kein Auge blieb im Gerichtssaal trocken, als der Richter sofort nach der Urteilsverkündung seinen Talar auszog und die Peitschenhiebe an Stelle seiner Mutter selbst auf sich nahm.

Durch Jesus sind unsere Sünden getilgt und ist unsere Heilung, auch körperliche, vollzogen. Jesus forderte die Pharisäer heraus und fragte: „Was ist leichter zu sagen, deine Sünden sind dir vergeben oder zu dem Gelähmten, steh auf, nimm deine Bahre und geh." (**Mt 9.5**) Die Priester unserer Zeit haben sich das Leichtere ausgesucht.

Wenn man die Umstände in der Welt betrachtet, könnte man wirklich zum Schluss kommen, dass der Teufel noch nicht überwunden ist. Aber Jesus sagte am Kreuz: „Es ist vollbracht". Viele Heilungswunder bestätigen diese höhere Wahrheit des vollbrachten Erlösungswerkes, die über einer natürlichen ärztlichen Diagnose steht. **Glaube, dass Gott, der Schöpfer des Menschen, den Menschen auch wiederherstellen und an Körper, Seele und Geist gesund machen kann.**

Wer von neuem, aus Gott geboren ist, hat nun die Gene des Vaters im Himmel. Er kann sich nicht mehr auf Gendefekte seiner leiblichen Eltern berufen. In diesem Glauben hat keine Erbkrankheit mehr Bestand. Viele nehmen das Wort Erlösung in den Mund und wissen nicht, wovon wir erlöst sind. Wir sind durch Christus von einem Leben aus der Seele erlöst, in dem uns jeder kleine dreckige Geist überwinden kann. Wir sind zum Leben im Geist erlöst, zu einem wunderbaren Zoe-Leben schon in dieser Welt, in dem wir unter dem Schutz Gottes stehen und den Himmel auf Erden genießen können.

Die Schulmedizin ist gut für Menschen, die dem System vertrauen und sich keine Eigenverantwortung zumuten. Sie ist gut und nützlich für alle, die keinen oder einen zu komplizierten, gesetzlichen Glauben haben, aber überzeugt sind, dass ein System, das von der Krankheit der Menschen lebt, Krankheit eliminieren wird. Die Konsequenzen, wie Nebenwirkungen und Therapieschäden müssen diese Leute dann akzeptieren.

Statistiken zeigen: Wir werden dank der Schulmedizin zwar immer älter, aber nicht gesünder. Vor allem hat die Diagnose Krebs noch nicht ihren Schrecken verloren, obwohl es immer von den Ärzten aufgegebene Patienten gibt, die plötzlich völlig gesund sind. Überall auf der Welt geschehen Heilungen, die wissenschaftlich nicht zu erklären sind.

Wunderheilungen

Körperliche Ebene
Die Mutter eines Freundes arbeitete in einem Wiener Spital als Krankenschwester. Sie bekam Polyarthritis, die sich so verschlimmerte, dass ihr die Ärzte im eigenen Spital nicht mehr helfen konnten. Schließlich wurde sie in den Krankenstand entlassen und die Ärzte prophezeiten ihr ein Leben im Rollstuhl.
Der Sohn hatte dann seiner Mutter täglich Rohkost zubereitet und nach sechs Wochen war sie geheilt und wieder arbeitsfähig. Die Ärzte, die kurz vorher Invalidität prognostiziert hatten, waren erstaunt und erklärten: „Ein Wunder ist geschehen." Damit war für die so rationalen Menschen dieser Heilungsprozess auf die metaphysische Ebene verlagert und sie brauchten sich nicht mehr mit dem rationalen Hintergrund der Gesundung beschäftigen.

Diese Wunder meine ich nicht!

Seelische Ebene
Überzeugung kann heilen! Der Placeboeffekt funktioniert auf der seelischen Ebene.
In England wurde eine große Geistheiler-Studie durchgeführt. Dabei wurde der Heilungserfolg von vier verschiedenen Gruppen verglichen. Es gab fünf anerkannten Geistheiler, fünf Schauspieler mit einstudierten Bewegungen der Geistheiler, Kammern, wo nur getarnte Kassetten abgespielt wurden und einfach leere Kammern.
Die Heilungserfolge aller vier Gruppen waren annähernd gleich, wobei die leere Kammer fast am besten abschnitt.
Das Ergebnis dieser Studie: Der Glaube an Heilung ist wirksamer als ein Geistheiler.
Eine andere Studie ergab, dass im Knie scheinoperierte Arthrosepatienten nach zwei Jahren weniger Schmerzen hatten als wirklich operierte.

Auch diese Erfolge können noch nicht als Wunder bezeichnet werden.

Geistige Ebene

Patienten mit allen möglichen Krebsarten im Endstadium, mit Metastasen in verschiedenen Organen, auf Röntgenbildern dokumentiert, haben eine weitere Behandlung abgelehnt und wurden vollkommen geheilt. Tumore und Metastasen waren auf geheimnisvolle Weise verschwunden und auch auf dem Röntgen nicht mehr nachweisbar. Ärzte stehen diesem Phänomen ratlos und teilweise ärgerlich gegenüber.
In Deutschland gab es 1997 erstmals einen Kongress zum Thema **Spontanheilung**. Nach gründlicher Untersuchung von Geheilten kamen die Wissenschaftler zu folgendem Ergebnis:

- Es gibt für Ärzte einen unbekannten Mechanismus, der die Krebszellen veranlasst, sich selbst zu zerstören.

- Die Psyche hängt mit dem Immunsystem in weit größerem Ausmaß zusammen als bisher angenommen. Daher spielen Denken und Fühlen des Patienten eine äußerst wichtige Rolle.

- Fast alle Menschen mit spontanen Rückbildungen hatten ihr Leben nach der Diagnose in wichtigen Punkten geändert. Sie lernten sich selbst zu lieben, Gefühle auszudrücken und die Krankheit nicht als Schicksalsschlag, sondern als Herausforderung zu sehen.

- Sie glaubten auch an eine höhere Macht, bei der sie Hilfe finden können. Univ.-Prof.Ludwig: "Es gibt Studien, die belegen, dass gläubige Menschen bei einer Krebserkrankung höhere Überlebenschancen haben. Das Gleiche gilt für Patienten, die beten und für die gebetet wird."

Weiters wurde berichtet, dass diese Spontanheilungen sehr selten sind. Nur einer von 100 000 Kranken wurde auf diese Art geheilt. Allerdings liegt die genaue Anzahl der unerwarteten Genesungen im Dunkel, denn viele werden wissenschaftlich nie erfasst.

Ich persönlich kenne 10 Krebskranke, denen von der Schulmedizin keine Hoffnung mehr gegeben wurde, für die ich teilweise persönlich beten durfte. Fünf von denen sind gestorben und fünf erfreuen sich jetzt bester Gesundheit. Das ist eine Heilungschance von 1/1 und nicht 1/100 000.

Mit einer Krebspatientin, die nur mehr 27 Kg wog, konnte ich über die Herrlichkeit des himmlischen Lebens reden und dass sie loslassen und heimgehen kann. Darauf vertraute sie ihr Leben Jesus Christus an und begann glücklich zu strahlen und aufzublühen. Sie verriet mir auch einen Traum, in dem sie ihre verstorbene Mutter aufforderte zu ihr rüberzukommen.
Nach ihrem sichtbaren Aufleben fasste ich Mut und versuchte mit ihr für Heilung zu beten. Darauf wurde sie verschlossen und wollte nichts mehr von mir hören. Am nächsten Tag starb sie. In diesem Fall war für mich klar erkennbar, warum diese Frau kein Heilungswunder empfangen konnte und starb.

Es gibt einen Ort, wo seit über hundert Jahren **Wunderheilungen** geschehen, Lourdes. Jedes Jahr werden ungefähr zwanzig Menschen auf unerklärliche Weise nach einem Besuch in Lourdes gesund. Ein internationales Ärzteteam untersucht die einzelnen Fälle und dokumentiert sie in einem Archiv. Eine Heilung wird erst dann als Wunder anerkannt, wenn die Gesundung im Zusammenhang mit Lourdes erfolgt und von Dauer ist.

Ich möchte nur ein dokumentiertes Wunder, das von dem jungen, ungläubigen, skeptischen Arzt, Alexis Carrel persönlich beobachtet wurde, der dann 1913 Nobelpreisträger der Medizin wurde, erzählen. Alexis Carrel war damals wie die meisten Ärzte seiner Zeit unter dem Einfluss der analytischen Wissenschaft ungläubig geworden. Er hatte einmal eine schwer kranke Frau lange Zeit erfolglos behandelt, die aber in Lourdes plötzlich geheilt wurde. Er wollte daher das Geschehen in Lourdes persönlich sehen und begleitete 1903 einen Pilgerzug, bei dem ein Mädchen, Marie Ferrand war, die an tuberkulöser Bauchfellentzündung litt und dem Tode nahe war. Der Chirurg hatte eine Operation wegen ihres schlechten Allgemeinbefindens abgelehnt, aber Marie setzte es durch, nach Lourdes zu fahren, auch wenn sie unterwegs sterben sollte. Man zögerte den Tod nur noch durch Koffeinspritzen hinaus.

Schon in Agonie liegend, trug man das Mädchen zur Grotte. Carrel beobachtete seine Kranke aufmerksam. Auf einmal schien es ihm, dass sie sich veränderte. Die Haut wirkte weniger weiß. Er dachte: „Eine Sinnestäuschung, psychologisch interessant. Ich will das vermerken". Und er schrieb die Zeit auf: 2.40 Uhr. Eine Krankenschwester fühlte Maries Puls. Er war ruhiger geworden. „Sie wird jetzt sterben", meinte die Schwester.

Aber das Gegenteil war der Fall. Plötzlich sah Carrel, wie sich die Decke über ihrem aufgetriebenen Leib senkte. „Ich glaube, ich werde wahnsinnig", dachte er. Er fragte das Mädchen, wie es sich fühle: „Sehr wohl", antwortete es. Es war 3 Uhr nachmittags. Im Konstatierungsbüro stellte man fest, dass alle Krankheitssymptome wie ausgewischt waren.

Was Carrel auszeichnete und zu einem großen Wissenschaftler machte, war seine Vorurteilslosigkeit und sein unbedingter Wille zur Wahrhaftigkeit. An jenem Tag betete er seit langem wieder zu Gott und bat um Klarheit und Erkenntnis.

Obwohl ich niemanden raten würde, nach Lourdes zu fahren, weil das Heil in Jesus Christus ist, und der ist jetzt nur mehr in uns selbst zu finden und nicht mehr an einem bestimmten Ort, sprechen diese spontanen Heilungen für das Vorhandensein einer verborgenen Kraft, die auf keinem Röntgenschirm auftaucht.

Menschen verfügen über unglaubliche Selbstheilungskräfte, die den meisten unbekannt sind und von der Wissenschaft noch nicht erforscht sind. Wenn aber diese Selbstheilungskräfte, die auch Tumore zum Verschwinden bringen, nicht mehr zu leugnen sind, sollte es doch ein wichtiges Anliegen der Medizin sein, diese Kräfte zu erforschen.

Neueste Forschungsergebnisse aus der Epigenetik zeigen uns, dass der Mensch durch einen anderen Lebensstil innerhalb kürzester Zeit sogar Einfluss auf seine Gene nehmen kann.

Wer das geschriebene Wort Gottes kennt, und das lebendige Wort Jesus Christus, ist nicht mehr unwissend bezüglich seelischer und übernatürlich geistiger Heilungskräfte. Er kann diese für die meisten Menschen unbekannten Heilungskräfte für sich nutzen und an andere weitergeben.

Lk 10.9 Heilt die Kranken, die dort sind, und sagt den Leuten: Das Reich Gottes ist euch nahe.
Mt 10.8 Heilt Kranke, weckt Tote auf, macht Aussätzige rein, treibt Dämonen aus! Umsonst habt ihr empfangen, umsonst sollt ihr geben.
Joh 14.12 Amen, amen, ich sage euch: Wer an mich glaubt, wird die Werke, die ich vollbringe, auch vollbringen und er wird noch größere vollbringen, denn ich gehe zum Vater.

Nur ein neu geborener Geist kann Gott glauben und den im Wort Gottes verheißenen Heilszusagen vertrauen. Menschen in der Welt können dieses Vertrauen vorerst nicht aufbringen, es bedeutet für sie nur Torheit (**1.Kor 2.14**).

Viele Heilungswunder bestätigen die höhere Wahrheit des Erlösungswerkes, die über einer natürlichen ärztlichen Diagnose steht.

Glaube, dass Gott, der Schöpfer des Menschen, den Menschen auch wiederherstellen und an Körper, Seele und Geist gesund machen kann.

Anregungen und Fragen an den Autor unter   j.hans@gmx.at

Ein weiteres Buch vom Autor:

DI Johann Haslmayr

WELCHE RELIGION IST DIE WAHRE ...

... oder sind alle Religionen der größte Irrtum der Menschheitsgeschichte?

Alle Menschen wünschen sich ein glückliches Leben in Frieden, Gesundheit und Wohlstand, frei von Angst und Sorge. Viele suchen dabei Orientierung und Hilfe bei den unterschiedlichsten Religionen. Aber das Befolgen der widersprüchlichen Regeln und Gesetze der Religionen bringt nur zusätzlichen Druck und raubt Lebensqualität. Die verschiedenen Religionen und Sekten der Welt waren nie der Plan Gottes für ein erfülltes Leben.

Christentum ist keine Religion, sondern das Empfangen des göttlichen Lebens. Jesus Christus bietet seit 2000 Jahren jedem Menschen dieses göttliche Leben an. In dieser Zeit hat es immer wieder Menschen gegeben, die dieses Leben ergriffen haben. Diese Menschen wurden aber immer wieder von den Religionen verfolgt.

Die Zeit ist reif, dass die Aussagen der Bibel nicht mehr relativiert werden, weil sie unseren Verstand übersteigen. Immer mehr Menschen glauben jetzt die biblischen Verheißungen, verschieben sie nicht mehr in eine andere Zeit und an einen anderen Ort und erfahren sie daher auch.

Im letzten Kapitel wird die Zukunft unserer Welt beschrieben.